牙体牙髓病
临床治疗技术

王 静◎编著

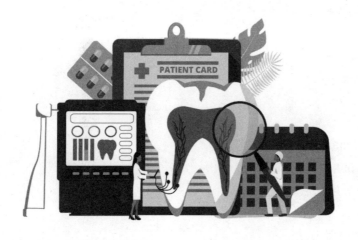

四川科学技术出版社

图书在版编目（CIP）数据

牙体牙髓病临床治疗技术 / 王静编著 . -- 成都：
四川科学技术出版社 , 2022.10（2024.7 重印）
ISBN 978-7-5727-0762-9

Ⅰ . ①牙… Ⅱ . ①王… Ⅲ . ①牙髓病－诊疗 Ⅳ .
① R781.3

中国版本图书馆 CIP 数据核字（2022）第 201283 号

牙体牙髓病临床治疗技术
YATI YASUIBING LINCHUANG ZHILIAO JISHU

编　著　王　静

出 品 人　程佳月
责任编辑　仲　谋
助理编辑　刘倩枝
封面设计　星辰创意
责任出版　欧晓春
出版发行　四川科学技术出版社

　　　　　成都市锦江区三色路 238 号　邮政编码 610023

　　　　　官方微博 http://weibo.com/sckjcbs

　　　　　官方微信公众号 sckjcbs

　　　　　传真 028-86361756

成品尺寸　185 mm × 260 mm
印　　张　7.75
字　　数　155 千
印　　刷　三河市嵩川印刷有限公司
版　　次　2022 年 10 月第 1 版
印　　次　2024 年 7 月第 2 次印刷
定　　价　58.00 元
ISBN 978-7-5727-0762-9

邮　　购：成都市锦江区三色路 238 号新华之星 A 座 25 层　邮政编码：610023
电　　话：028-86361770

PREFACE
前 言

口腔科疾病范围甚广，不仅包含牙体疾病，还包含一系列颌面部、头颈部疾病；其中龋齿、牙周病、错颌畸形的发病率在口腔科疾病中较高。随着人们生活质量的不断提高和科学技术的飞速发展，人们的口腔保健意识增强，对龋病和牙髓根尖周病患牙的保存意愿也逐渐加强。保存活髓与保留患牙是牙体牙髓病科医师为广大患者提供治疗的终极目标。近年来，口腔医学大力推广和普及牙体牙髓冠根联合治疗、难治性牙髓根尖周病序列治疗，以及显微导航牙髓治疗等技术；制订针对疑难复杂病例的显微根管治疗与微创根尖外科治疗技术规范，拓展了牙髓根尖周病的临床诊治范围，提高了治疗成功率，使更多患牙得以保留并恢复咀嚼功能，患者的生活质量得以明显改善，并且取得了良好的社会效益和经济效益。同时，得益于相关基础研究的深入和临床治疗技术的发展，临床医师对许多疾病的认知不断深化，在某些疾病的诊断和治疗方面也取得了突破性进展，如年轻恒牙根尖周病的牙髓再生治疗。

牙体牙髓病学是一门临床实践性极强的学科，既包含牙体牙髓病科医师日常临床工作所必须掌握的基础理论、基本知识和技能，又不乏诸多疑难杂症的诊治思路、方法和技术。由于牙体牙髓病的诊疗对医师的临床经验和操作水平要求较高，医师们需要在积累大量临床经验的基础上，总结经典病例，查阅文献资料，对牙体牙髓病的诊断方法和治疗策略进行深入探讨和详尽的分析。随着口腔疾病越来越受到政府和全社会的重视，提高我国牙体牙髓病的整体诊疗水平，推进专科的进步和发展显得尤为重要。

本书共分为六章，内容涵盖了牙体牙髓病学的基础，重点介绍龋病、牙外伤、牙髓病、根尖周病的检查与诊断、临床表现和治疗手段，以及牙髓根尖周病现代诊治技术。本书实用性强，内容丰富，贴近临床实践，可为口腔科医护人员提供相关参考与帮助，有助于广大临床医师了解和掌握目前常见牙体牙髓病的最新临床诊疗经验和方法，以便更好地为广大患者服务。

CONTENTS 目 录

第一章　牙体牙髓病学基础

第一节　牙齿组织的发育

牙齿组织的发育来源主要是上下颌突的外胚层及外胚间充质。牙齿硬组织主要有三个发育时期，即生长期、矿化期、萌出期。一般来说，乳牙从胚胎第 2 个月开始发生，到 2 岁半左右，乳牙会全部萌出。恒牙从胚胎第 4 个月开始发生，一直到 20 岁左右才会完全形成。例如，单个乳中切牙从开始发生到牙根完全形成，大约需要两年，而恒中切牙大约需要 10 年。

一、牙板的发育过程

一般在胚胎的第 6 周，牙板开始发生，覆盖在原口腔的上皮由两层细胞组成。内层是基底细胞，呈矮柱状；外层为上皮细胞，呈扁平状。在未来的牙槽突区，深层的外胚间充质组织会诱导上皮增生。刚开始仅为局部增生，增生点仅在上下颌弓的特定点上，很快上皮增厚，互相连接，按照颌骨的外形形成马蹄形的上皮板，成为原发性上皮板。至胚胎的第 7 周，上皮板继续生长，增殖、分裂为两个弓形板。向外侧生长的上皮板叫作前庭板，将来参与口腔前庭的形成；向舌（腭）方向生长的上皮板叫作牙板。到胚胎的第 8 ~ 10 周时，前庭板继续生长，逐渐与牙槽嵴分离，前庭板表面的上皮发生变性，进而形成口腔的前庭沟。牙板则不断向结缔组织延伸，末端的细胞不断增生、发育，形成牙胚。牙板在向深层结缔组织增殖的过程中，末端形成的 20 个球状的上皮隆起，即为成釉器。成釉器是产生乳牙釉质的原始器官，其来源于口腔外胚层，形成牙釉质。在成釉器形成后不久，其舌（腭）侧面的牙板不断向深部结缔组织增殖，发育成恒牙的牙板。

二、牙胚的形成

牙胚的发生是口腔上皮与外胚间充质细胞相互作用的结果。牙胚的组成部分有三个，即成釉器、牙乳头、牙囊。

成釉器形成之后，其深部的外胚间充质细胞便开始繁殖，并逐渐形成致密的细胞团，该细胞团即为牙乳头。牙乳头将参与后期牙本质和牙髓的形成。牙乳头在形成后不久，或者在形成的同时，外胚间充质细胞也开始呈环形增殖和分化，这部分外胚间充质细胞称为牙囊。为保证组织获得所需的营养，牙囊内含有丰富的血管，且逐渐形成牙骨质、牙周膜和固有牙槽骨。成釉器在牙胚的发育过程中最先形成，且其发育是一个连续不断的过程，其发育过程主要被分为三个时期，即蕾状期、帽状期和钟状期。

在乳牙胚形成后，在牙胚靠近舌的一侧，会从牙板游离缘下端形成新的牙蕾，并进行着同样的发育过程，形成恒牙胚。成釉器发育过程中是按照一定形状排列的，当成釉器发育成熟后，成釉细胞是按照预定的形式排列的，牙冠的形态即受这种排列形式的影响。除第二磨牙外，所有的乳牙需要经过 10 周左右的时间达到这一发育期，恒牙胚形态需要 2～4 周的时间才能完成。在胚胎第 4 个月左右，所有恒牙的牙蕾形成。牙板的远中端增生会在乳磨牙胚形成之后延长，长度与上下颌弓相协调，并在下颌升支的发育过程和上颌结节处恒牙胚的发生过程中发挥重要作用。一般来说，第一恒磨牙的牙胚在胚胎的第 4 个月形成，第二恒磨牙的牙胚在出生后 1 年左右形成，第三恒磨牙的牙胚则在出生后第 4～5 年形成。牙胚的活动期为 5 年左右，一般是从胚胎发育的第 6 周开始，一直持续到出生后的第 4 年。

成釉器内有若干个生长中心，一般来说，前牙有 4 个生长中心，磨牙则有 5～6 个。在生长中心首先形成牙本质，接着形成牙釉质，再沿着生长线从外向内一层层形成牙釉质和牙本质，最后形成牙冠外形。

牙齿组织从生长中心同时发育，向中间融合，并在融合交汇处形成牙齿的咬合窝和点隙沟裂。如果牙齿发育良好，点隙沟裂会比较狭窄，甚至没有。生长中心如果出现生长障碍，融合不好，就会有各种形态各异的点隙沟裂，增加龋病发生的可能性。

三、冠部牙体组织的形成

牙体组织的形成是从生长中心开始的。前牙的生长中心在切缘与舌侧隆突的基底膜上，磨牙的生长中心在牙尖处。一般来说，牙釉质和牙本质的形成是交叉进行的，有严格的规律性。牙胚发育成熟时，成牙本质细胞分泌形成一层牙本质，随后成釉细胞分泌，形成一层牙釉质，这样交叉进行，层层沉积，最后达到牙冠的厚度。

（一）牙本质的形成

成釉器在钟状期后期，其内釉上皮细胞会分化成熟，并对牙乳头产生诱导作用。牙乳头细胞与内釉上皮基底膜相接触，并分化为成牙本质细胞，呈高柱状，细胞核在细胞的基底部，位于细胞顶端的细胞器增加，有发达的高尔基体、粗面内质网与核糖体，成牙本质细胞可以通过细胞顶端的细胞质突起中的分泌泡将蛋白质分泌到细胞外，分泌之后最先形成的还未矿化的胶原基质就是前期牙本质。在分泌一段牙本质基质后，成牙本质细胞慢慢离开基底膜，也就是后期的釉质牙本质界，并向牙髓中心移动。成牙本质细胞的后面留下的细胞质突起，即为成牙本质细胞突起，这些细胞质突起比较短粗，被埋在前期牙本质的基质中。在牙本质基质形成的过程中，会有少量成牙本质细胞突起穿过基底膜至成釉细胞之间，后期成为釉梭。

牙本质的形成分为两个阶段：首先是有机质的形成，其次是羟基磷灰石晶体的沉积。胶原纤维最初出现在基底膜下面，与基底膜垂直，聚集在无结构的基质内。大多数胶原纤维会在深层形成致密网，成为牙本质的基质。胶原纤维的排列方向与牙本质表面大致平行，且包围成牙本质细胞突起，形成后期的牙本质小管。

牙本质基质在形成之后，会立刻开始矿化，形成一层就会矿化一层。在形成牙本质基质的同时，成牙本质细胞还会形成部分基质小泡，并分泌到牙本质基质中。基质小泡含有微小的羟基磷灰石结晶，晶体长大后，小泡膜会破裂，泡内的晶体会分散到前期牙本质的基质中。晶体继续长大，逐渐融合，最终导致前期牙本质基质矿化。在牙本质基质矿化的过程中，羟基磷灰石晶体会沉积在胶原纤维内及表面，沿纤维长轴排列，在牙冠部最先形成牙本质，即为罩牙本质。罩牙本质的厚度约为 20 μm，其在形成之后，还会继续形成原发性生理性牙本质，即髓周牙本质。髓周牙本质是构成牙体组织的主要部分。牙本质的形成和矿化都是从釉质牙本质界开始的。牙本质在牙尖区呈圆锥状，一层层沉积下来，直到完全达到牙冠厚度，牙齿开始萌出。

牙冠的牙本质以每天约 4 μm 的速度沉积，牙齿开始萌出之后，牙本质的沉积速度越来越慢，大约每天减少 0.5μm。在光学显微镜下，可以明显看到新形成的牙本质基质与先形成的牙本质基质之间的增殖线。这些增殖线即为牙本质基质形成减慢或者停止，进而使矿化发生改变留下的标志。

牙根部牙本质的形成与冠部牙本质的形成过程相似，不同的是，牙根部的牙本质开始于上皮根鞘内侧面。

（二）牙釉质的形成

相比于牙本质，牙釉质的发育较晚。牙釉质的形成主要分为两个阶段：基质形成阶段和矿化阶段。牙釉质基质是在冠部牙本质形成后，成釉细胞所分泌出来的。具备分泌功能的成釉细胞是由成釉器的内釉上皮分化出来的。首先，在成釉细胞靠近釉质牙本质界的一端，细胞质会形成一个突起，呈短钝的圆锥体形状，称为托姆斯突。托姆斯突含有很多粗面内质网、线粒体和分泌颗粒，在托姆斯突与成釉细胞体的交界处出现终棒，该终棒与增厚的细胞膜紧密结合，为细胞质物质浓缩物。牙釉质基质的合成位置是粗面内质网，并在高尔基体中浓缩，随后从细胞顶端和突起的周围分泌出来。新分泌出来的牙釉质基质的主要成分是有机物，以釉原蛋白为主，矿物盐只占到矿化总量的约30%，用电子显微镜观察矿化成分为羟基磷灰石微晶。

每根釉柱都是由 4 个成釉细胞参与形成的，釉柱的头部由 1 个成釉细胞形成，釉柱的颈部和尾部由 3 个相邻的成釉细胞形成，这种形成方式使釉柱呈现球拍状，4 个成釉细胞与其形成的釉柱会形成一定角度，所以成釉细胞与新形成的牙釉质表面的交界处呈锯齿状，这些凹陷就是成牙本质细胞突起所在的地方。

牙釉质基质从生长中心开始就沿着牙尖和切缘向牙颈的方向矿化，所以牙釉质在机体中的矿化程度最高。一般来说，位于新形成牙釉质中的羟基磷灰石晶体，其外形短而小，数量稀少，呈针形；而在成熟的牙釉质中，羟基磷灰石晶体的数量逐渐增加，形状也由针形转变为板条状。在羟基磷灰石晶体不断增加的过程中，牙釉质中的水和有机物成分被很快吸收，且这一过程贯穿于牙釉质形成的全过程。牙釉质当中的有机物被羟基磷灰石晶体吸收后，会留下宽的间隙，来容纳更多矿物盐晶体。

成釉细胞会在牙冠形成后变短，且牙冠形成会使得细胞器数量逐渐减少，细胞器在牙釉质表面分泌一层覆盖在牙冠表面的无结构的有机物薄膜，这一薄膜即为釉小皮。细胞间就是通过半桥粒与釉小皮相连的。

在牙釉质发育完成之后，成釉器里面的成釉细胞、中间层细胞与外釉上皮细胞会结合在一起，并形成一层鳞状上皮，覆盖在釉小皮上，即为缩余釉上皮。缩余釉上皮会在牙齿萌出之后退缩到牙齿颈部，附着在其表面，进而形成牙龈的结合上皮。

牙釉质内矿物质不断沉淀，会使得牙釉质的蛋白基质，如釉原蛋白，快速从一种高分子物质变为低分子物质。牙釉质形成之初，基质内富含脯氨酸、谷氨酸、赖氨酸、组氨酸等；牙釉质发育过程中，脯氨酸和组氨酸会减少很多，而天门冬氨酸、丙氨酸、赖氨酸、精氨酸等的比例会出现一定程度的增加。另外，牙釉质发育时，牙釉质中的蛋白质会有辅助晶体成核的作用，有助于晶体形成中的定向和体积规范。

（三）牙髓的发生

牙乳头是牙髓的原始组织，牙乳头周围形成牙本质时才称为牙髓。除了底部与牙囊组织相接之外，牙乳头的周围均被牙本质覆盖。牙乳头细胞是未分化的外胚间充质细胞，逐渐分化为纤维细胞，即牙髓细胞，呈星形。牙本质在形成的过程中，成牙本质细胞不断向中心移动，牙乳头的体积会缩小，直至原发性牙木质完全形成的时候，留在髓腔内的血管、结缔组织等即为牙髓。牙本质在进一步形成的过程中，有少数较大的有髓神经分支开始进入牙髓，交感神经也随着血管一起进入牙髓。

四、牙根的形成

牙根的发育在牙冠发育快完成时开始。此时，内釉上皮细胞和外釉上皮细胞在颈环处增生，并向未来根尖孔的方向生长，星形网状层细胞以及中间层细胞开始萎缩消失，增生的上皮排列成双层，称为上皮根鞘，其内侧紧贴牙乳头，外面被牙囊细胞包绕，内侧牙乳头细胞朝根尖方向增生，分化出成牙本质细胞，形成根部牙本质。上皮根鞘在继续生长的过程中会逐渐离开牙冠，向牙髓方向呈45°弯曲，弯曲部分为上皮隔，呈盘状结构。未来的根尖孔，即由上皮隔围成的一个向牙髓开放的孔形成。

在单根牙的形成过程中，上皮根鞘的内层细胞会诱导附近的牙髓细胞进行分化，分化出来的牙本质细胞会进一步形成根部的牙本质。一些上皮根鞘的表面细胞会发生变性，使上皮根鞘断裂，呈网状包围在牙根周围，与牙根表面分离。此时，牙囊中的外胚间充质细胞与根部牙本质表面接触，分化出成牙骨质细胞，进而分泌出牙骨质基质，经矿化后形成根面的牙骨质。剩余的上皮细胞称为牙周上皮剩余，即马拉瑟上皮剩余。

多根牙在其根分叉区形成之前，发育过程与单根牙相似。多根牙的形成取决于上皮隔的发育，上皮隔上长出两个或三个舌状突起，且逐渐增生、变长，与对侧增生的突起相连，形成两到三个孔，将来形成双根或三根牙。

在牙根的发育过程中，上皮根鞘有着非常重要的作用。例如，上皮根鞘的连续性被破坏，就不能诱导分化出成牙本质细胞，进而导致该区牙本质缺损，牙髓与牙周膜直接相连，形成侧支根管。假如上皮根鞘没有在一定时间内发生断裂，那么牙囊的外胚间充质细胞就不能与该处的牙本质接触，在该处也就不可能分化出成牙骨质细胞形成牙骨质。所以，在牙根表面，尤其是牙颈部出现该情况时，该处的牙本质会直接暴露于口腔，导致牙颈部的牙本质发生过敏症。

五、牙周膜的发育

在上皮根鞘断裂与牙根牙本质表面分离之后，牙周膜开始从牙囊发育。牙囊中的环状纤维排列成明显的三层结构，即早期牙周膜。

牙囊外层是牙槽骨纤维层，内层是牙骨质纤维层，两层之间为中间纤维丛。在初期，内层会逐渐形成早期的原发性牙骨质，外层会逐渐形成固有牙槽骨，纤维丛则分别包埋于牙骨质和牙槽骨中，形成穿通纤维。游离于牙槽骨和牙骨质之间的部分，即形成致密的主纤维束，这些主纤维束最后形成功能性排列。

牙周膜在其发育期和牙齿的整个生活期间内，都在不断更新、改建，对于萌出的或者有功能的牙齿来说，有重要的支持作用。

第二节　牙齿组织的结构与生理

牙齿作为主要的消化道器官，承担着咀嚼、辅助发音、保持面部美观等重要的生理功能。发育正常、矿化完整、结构合理、外形完整、排列整齐是牙齿完成生理功能的必备条件。

一、牙釉质

牙釉质是覆盖在牙冠表面的一层坚硬组织，厚度不一，最厚的牙尖处厚度可达 2.5 mm，牙颈处最薄。牙釉质的硬度和密度不是均匀的,牙尖处和表层的牙釉质硬度最大,密度也最高,接近釉质牙本质界处,硬度小些。一般来说,恒牙牙釉质硬度要大于乳牙牙釉质。

正常牙釉质是半透明、有光泽的,其矿化程度越高,透明度就越高。牙釉质的釉柱间质是多孔性的,且含有水分,外界物质多通过釉柱间质进入牙釉质。

与萌出已久牙齿的牙釉质相比,外界物质更容易渗入刚萌出牙齿的牙釉质,外层牙釉质发生生理性再矿化也与其有一定的关系。表层牙釉质发生再矿化之后,透过性会逐渐减弱。

(一)牙釉质的成分

牙釉质的组成分为有机物和无机物两部分。

牙釉质内含大量无机物。无机物重量占到牙釉质重量的 95%,其中,绝大部分是混有 HCO_3^- 的磷灰石,主要为羟基磷灰石。

牙釉质还含有一些微量元素,如氟,牙釉质表层内的氟含量较高。氟可与磷灰石结合成氟磷灰石,增强牙齿的抗龋力。牙釉质内的镁与碳酸基团都是磷灰石的薄弱组成部分,易受到酸的侵蚀。

牙釉质内的有机物含量较少,成熟牙釉质含的有机物比例低于 1%。恒牙牙釉质内含的有机物比乳牙少。这些有机物基本分布在釉梭、釉丛等里面,其次是釉质生长线和釉柱间质内。这些有机物中含有不溶性和可溶性蛋白质、枸橼酸盐等。脂肪也是牙釉质内有机物的重要组成部分,其含量约占有机物的 50%。

不溶性蛋白质在牙釉质内的分布并不均匀,一般其分布最多的区域是釉质牙本质界处,此处富含釉梭和釉丛。牙釉质一旦脱矿,不溶性蛋白质就被保留,形如绒毛。人的口腔中牙釉质不溶性蛋白质与口腔上皮的低硫角蛋白较为相似。相似性以蛋白质之间的联系为基础,成熟牙釉质的不溶性蛋白质属于假角蛋白。

牙釉质的含水量约为 4%,较为均匀地分布在釉柱间质内,釉质牙本质界处的含水量较多,其中一部分与磷灰石结合。此外,1% 的水为游离态水。

(二)牙釉质的组织结构

在显微镜下观测,釉柱和釉柱间质为紧密定向排列的致密结构。釉柱在达到牙齿表面时与表面大致呈垂直角度。釉柱上有许多横纹,这是由于釉柱内的矿化是周期性的。横纹是釉柱的薄弱部分,易受到酸的侵蚀。

在牙釉质中,釉柱的排列方向规则有序。在接近牙齿表面处,釉柱与牙面呈垂直排列。在牙釉质内部约占牙釉质厚度 2/3 的部分方向发生改变。在牙尖下方,釉柱成束弯曲,且曲度较大。在牙齿点隙内,其排列方向又发生改变:一般在点隙入口处,釉柱与点隙表面会有一定角度,在点隙中部时,釉柱与其表面平行,到了底部,釉柱自底部向周围呈辐射状。釉柱的这些不同的排列方式是为了适应牙釉质的功能,否则釉柱会因不能承受长时间的咀嚼压力而破裂。

牙釉质磨片上可观察到若干条与牙面大致平行的线条，反映牙釉质生长速度周期性变化，称为生长线。在龋病病变时，生长线也是最容易受侵蚀的部分之一。

（三）牙釉质的表面形态与结构

一般来说，发育良好的牙齿其表面是较为光滑平整的，但实际上表面有许多凹陷。这些凹陷呈规则排列，是牙釉质发育末期，成釉细胞退化前留下的痕迹。这些凹陷中有大量细菌和食物残渣，如果口腔卫生状况不好，很容易发生龋病。

由于先天或后天影响，牙齿表面会有结构上的缺陷，这些缺陷为口腔微生物在牙齿表面的停留和菌斑的形成提供了条件，成为龋病破坏的突破口。在龋病发病的宿主因素中，牙齿结构是一个重要因素。

二、牙本质

牙本质是一种高度矿化且有一定物质代谢活性的硬组织，是牙体组织的主要部分。牙本质包围在牙髓组织外面。在牙冠部，牙釉质覆盖在牙本质的外面；在牙根部，牙骨质覆盖在牙本质的外面；在牙颈部，有时牙本质直接与周围的牙周组织接触。

（一）牙本质的性质与组成

牙本质内含的无机物比牙釉质少，重量约占 70%，是一种比牙釉质软的硬组织。牙本质内含的有机物比牙釉质多，重量约占 18%，其余 12% 为水。随着年龄的增长，牙本质的组成结构会发生变化，无机物成分占比会越来越大。

牙本质内的无机物主要是羟基磷灰石晶体，另外还含有少量无定形磷酸钙，主要见于新形成的牙本质。此外，还含有少量磷酸盐和硫酸盐，以及一定量的微量元素，如氟、铜、锌、铁等。

（二）牙本质的构造

牙本质主要组成部分有基质、牙本质小管和成牙本质细胞突起。牙本质里面的小管呈紧密排列，小管之间是基质。在牙本质小管的生长过程中会分出一些支管，以近釉质牙本质界处最明显。有些牙本质小管还会延伸到牙釉质内，形成釉梭。在牙颈部，牙本质小管的所有行程呈 S 形弯曲，在牙尖部较直。

在牙齿的发育过程中，牙本质外层靠近牙釉质的部分是最早形成的，这一部分的牙本质称为罩牙本质。接近牙髓的内层牙本质因为没有矿化，所以称为前期牙本质。牙本质小管的周围会有一层矿化程度较高的牙本质，位于小管之间的牙本质矿化程度要低一点，称为管间牙本质。牙本质基质是牙本质小管外层的矿化组织，有两个组成部分，一部分是磷灰石晶体，另一部分是有机基质。有机基质由胶原纤维组成，属于 I 型胶原。另外，在牙冠部的牙本质内，有一种矿化不全的结构，称为球间牙本质。其包含的是未矿化的牙本质基质。在牙根部接近牙骨质的地方，还有另外一种矿化不全的结构，称为托姆斯颗粒层。

（三）牙本质的淋巴循环与神经分布

牙本质内存在淋巴循环，在牙齿形态定形之后，牙本质也会继续发育。牙本质能够感受外部刺激，比如冷、热、酸、甜等。当牙本质受到外部的刺激时，其内部也会相应发生改变，比如矿化现象增强，而且还可在牙本质的近牙髓端形成反应性牙本质，这些都说明牙本质内是存在物质代谢活动的。

牙本质含有细胞成分，即成牙本质细胞突起，其占据牙本质小管的2/3左右。在成牙本质细胞突起与牙本质小管壁之间有淋巴循环，牙本质小管内的液体含有的钠和氯比较多，含钾较少。

关于牙本质具备感受外界刺激的功能，除了神经感受作用理论外，也有人认为可能是由于牙本质小管内液体的方向和流速的改变刺激成牙本质细胞层下的神经感受器，也就是流体动力理论。此外，还有人认为成牙本质细胞突起本身就具备传导刺激的作用。

三、牙骨质

牙骨质也是一种矿化组织，其是覆盖在牙根表面的一层结缔组织。

（一）牙骨质的性质与组成

牙骨质并不是均匀覆盖在牙根表面的，一般从牙颈到牙根尖逐渐增厚。牙骨质为浅黄色，硬度要低于牙本质。

牙骨质含有的有机物较多，有机物和水一起组成牙骨质的基质，重量占50%~55%，剩下的部分为无机物。无机物主要是羟基磷灰石晶体，有机物主要是胶原与糖胺聚糖。

牙骨质的作用主要是连接牙齿与牙周韧带，所以，牙骨质也是牙周组织的一部分。

（二）牙骨质的功能与代谢

牙骨质的结构与骨组织相似，主要起着连接牙体组织与牙周组织的作用。牙骨质表面分布着成牙骨质细胞，是一个有生命活力的组织。

在正常状态下，随着年龄的增长和咀嚼功能的增强，牙骨质会随着牙周膜纤维的增生而增生，为牙周膜增生的纤维提供了更大的附着表面。

在病理状态下，牙髓组织被拔出后，牙根管内充填的是人工材料，因此牙本质失去营养来源，牙骨质便会发生代偿性增生，可以使牙齿更稳定地固定在牙槽窝内。

临床上，拔除做过根管治疗的牙比较困难，有时甚至牙被拔出，而牙根断端仍留在牙槽窝内，这是因为牙骨质增生，牙根变得粗大，拔出的难度大。

四、牙髓

牙髓被牙本质包围，是位于髓腔内的疏松结缔组织。牙髓中的血管、淋巴管和神经通过根尖孔与根尖部的牙周组织相连。

（一）牙髓的组织学特点

牙髓来源于外胚间充质，是一种疏松结缔组织，主要包含成牙本质细胞、成纤维细胞、未分化的外胚间充质细胞、纤维、神经、血管、淋巴管和其他细胞外基质等。

组织学上，牙髓分为四层：①接近牙本质的一层，为成本牙本质细胞层。②紧接着成牙本质细胞层的、细胞相对较少的组织，为无细胞层，该层在牙冠部较为明显。③无细胞层内侧细胞密集处，为多细胞层。④牙髓中央区分布均匀的细胞，为髓核，有丰富的血管和神经。

1. 成牙本质细胞

成牙本质细胞位于牙髓周围，紧接前期牙本质。成牙本质细胞位于细胞基底部，呈柱状，核呈卵圆形，细胞顶端有细长的突起伸入牙本质小管内。牙髓中的成牙本质细胞的形状有所差别，冠部较高的细胞呈柱状，反映细胞的高活性状态，牙根中部的细胞变为立方形，接近根尖部的成牙本质细胞呈扁平状，为相对休止状态。电镜下可以看见在靠近细胞核的基底部有粗面内质网和高尔基体，顶部细胞质内的粗面内质网丰富。

2. 成纤维细胞

牙髓中的主要细胞就是成纤维细胞，又称为牙髓细胞。成纤维细胞呈星形，有细胞质突起连接，核染色深，细胞质均匀。电镜下可见丰富的粗面内质网和线粒体，以及发达的高尔基体等，反映其有活跃的合成胶原的功能。

成纤维细胞的特点之一就是其形态可以反映牙髓组织的功能和活性。随着年龄的增长，成纤维细胞越来越少，形态呈扁平核形，细胞器减少，合成与分泌功能下降。

3. 组织细胞和未分化的外胚间充质细胞

牙髓组织细胞的形态不一，有短而钝的突起，细胞核小且圆，染色深。在活体染色法中，可以见到其细胞质内有染料颗粒。与成纤维细胞相比，未分化的外胚间充质细胞要小一些，但两者形态相似，有不明显的细胞质突起。未分化的外胚间充质细胞受到刺激时，可以分化成结缔组织中任何一种类型的细胞，可在发生炎症时形成巨噬细胞，在成牙本质细胞消失时向牙本质壁移动，进而分化为成牙本质细胞，形成修复性牙本质。

4. 纤维

牙髓间质主要是胶原纤维和嗜银纤维，弹性纤维只存在于较大的血管壁上。其中，胶原纤维主要由 I 型和 III 型纤维交织，呈网状。胶原纤维的量会随着年龄的增加而增加，但构成比基本不变。嗜银纤维属于 III 型胶原蛋白，也叫网状纤维，主要分布于牙髓细胞之间，需要经过嗜银染色才能够观察到。在牙本质形成早期，牙髓边缘会聚集粗大的科尔夫纤维束。

5. 基质

牙髓中的基质是致密的胶样物，主要由糖蛋白和蛋白多糖复合物组成，呈颗粒状和细丝状。糖蛋白的主要成分为纤维粘连蛋白和细胞外粘连蛋白。蛋白多糖复合物的主要成分为氨基己糖、糖胺聚糖，含丰富的硫酸软骨素 A、硫酸软骨素 B 和透明质酸。

6. 血管和淋巴管

牙髓里面有丰富的血管。血管来自颌骨的牙槽动脉分支，这些分支经过根尖孔进入牙髓，改称牙髓动脉，沿牙髓中轴前进，途中分出小支，在成牙本质细胞层下方形成稠密的毛细血管丛。毛细血管后静脉汇合成牙髓静脉与牙髓动脉伴行，出根尖孔转为牙槽静脉。除了根尖孔之外，牙髓和牙周膜的血管还可通过一些副根管相通。

牙髓中的淋巴管和血管是伴行的。毛细淋巴管从牙髓表面开始，汇合成较大的小淋巴管，经髓核，穿过根尖孔与牙龈、牙周膜的淋巴管丛吻合。前牙的淋巴液引流入颏下淋巴结，后牙的淋巴液引流入下颌下和颈深部淋巴管。在光镜下，牙髓的淋巴管与毛细血管不容易区分。

7. 神经

牙髓内的神经非常丰富，主要来自牙槽神经的分支，伴同血管自根尖孔进入牙髓，逐渐分成更多更细的分支。髓腔里的神经纤维较为分散，呈放射状，近多细胞层处形成神经网，即神经壁层。自该层神经轴突通过多细胞层、无细胞层和成牙本质细胞层，止于牙髓牙本质交界处的成牙本质细胞突起之间或牙本质小管内。神经末梢与成牙本质细胞紧密相连，有感觉器的功能，呈圆形或椭圆形。大部分牙髓内的神经都是有髓神经，传导痛觉，小部分为无髓神经，也叫作交感神经，主要作用是调节血管的收缩和舒张。

（二）牙髓的生理学特点

牙齿发育完成之后，根尖孔形成，由于年龄的增长，以及外界的生理或病理性刺激，继发性牙本质和（或）修复性牙本质会形成，进而导致髓腔逐渐缩小。在髓腔缩小的同时，牙髓中的细胞成分会逐渐减少，纤维成分逐渐增多，牙髓的活力降低，即出现退行性改变。

如果牙髓受到的刺激是慢性的、较弱的，可导致修复性牙本质的形成，也会导致部分牙髓组织的各类退行性改变。如果牙髓受到的刺激较为强烈，会引发炎症反应。由于牙髓内的血管管壁薄，容易扩张、充血及渗出，在牙髓发生炎症时，其会导致髓腔压力增大，而髓腔四周是坚硬的牙本质，不能同步扩张来减轻髓腔的压力，此时，牙髓神经末梢会产生剧烈疼痛。

牙髓神经在受到刺激时一般反应为痛觉，而不能区分冷、热、压力等不同感觉。牙髓神经缺乏定位能力，所以一般牙髓炎患者无法准确指出痛牙的部位。牙髓发炎时，完全性的修复再生是非常困难的。

（三）牙髓组织学与生理学特点的临床意义

牙髓是有着丰富的血管神经的结缔组织，有一定的修复再生能力。牙髓中的防御细胞可以吞噬细菌、消除炎症产物，帮助消除和修复牙髓炎症。但是，由于牙髓腔的四壁是坚硬的，牙髓的血液循环只能通过细小的根尖孔来完成，因此牙髓一旦发生炎症，渗出物不易引流，髓腔内的压力也会增加，这不仅会产生剧烈疼痛，也不利于治疗炎症。

一般来说，年轻人由于牙髓腔大，牙髓组织中的细胞成分多，血管丰富，炎症更容易治愈，在炎症早期做保存活髓的治疗会比老年人更容易成功。随着年龄的增长，牙髓组织中的纤维成分会增多，一旦发生炎症，更不容易治愈。

新萌出的牙齿由于牙根尚未完全形成，根尖孔呈喇叭口状，血运非常丰富，修复再生能力强。牙齿在萌出后 2～3 年，牙根才会完全形成，并发育成狭窄的根尖孔。乳牙在接近替换期前 2～3 年，牙根开始吸收，导致不规则根尖孔的形成。牙齿临近脱落时，牙根几乎全被吸收，髓室底同时也被破坏。

五、根尖周组织的解剖生理特点

根尖周组织的主要部分为牙周膜、牙骨质和牙槽骨。

（一）牙周膜

牙周膜是位于牙骨质和牙槽骨之间的组织，由成束的胶原纤维和其间的致密结缔组织构成。根尖周组织发生炎症导致疼痛时，患者一般可以准确指出疼痛位置。根尖周组织的血供比较丰富，利于消除炎性物质，促使病变在接受合理治疗后的恢复和痊愈。死髓牙或经过治疗的无髓牙仍然可以保留在颌骨内，并保持咀嚼功能，这主要得益于牙周膜的支持和营养。另外，根尖周淋巴管也比较丰富，淋巴结可在根尖周发生炎症时出现肿大和压痛。根尖周牙周膜内的细胞成分也较多，其中，未分化的间质细胞可以分化为成牙骨质细胞、成骨细胞或者破骨细胞等。来自上皮根鞘的外胚叶细胞即牙周上皮剩余，在炎症刺激时会发生增殖，与根尖周囊肿的形成关系密切。

（二）牙骨质

根尖部的牙骨质较硬，且为不规则形状，牙周膜纤维通过牙骨质附着于牙根面上。牙骨质通过不断增生产生修复功能。牙齿切缘及𬌗面的正常磨损导致的牙齿变短可由根尖部牙骨质不断沉积而得到补偿。根尖周炎症导致的牙根病理性吸收，在治愈之后也可因新的牙骨质的沉积而修复。

（三）牙槽骨

牙槽骨由固有牙槽骨、骨密质和骨松质组成。固有牙槽骨为围绕牙根的多孔骨板，又称硬骨板。固有牙槽骨上的筛状小孔为血管和神经的进出通道，所以又叫作筛状板。慢性根尖周炎会破坏根尖周牙槽骨的吸收，在 X 线片上表现为根尖周的透射影像。由于固有牙槽骨呈筛状，为牙周间隙中的渗出物产生了一定的退让空间，因此相比于牙髓炎，根尖周炎症时压力引发的疼痛没有那么强烈。

第三节　牙体牙髓病治疗的解剖学基础

在进行牙体、牙髓、根管治疗时，都需要先行牙体预备及髓腔根管预备。由于牙齿经过牙髓治疗后，脆性会增加，如果被破坏的牙体组织过多，会更容易造成牙齿折裂，因此在进行牙体及髓腔根管预备时，在去除病变组织的同时，必须注意不能破坏过多的正常牙体组织。髓腔根管预备的原则是，既充分暴露髓腔，又不破坏过多的正常牙体组织。

一、牙体形态学

根据外部形态，可将牙齿分为牙冠、牙颈和牙根。

牙冠是牙齿暴露在口腔中的部分，主要功能是咀嚼。牙齿部位和功能的不同，也使得牙根的数量不一样。负荷大的牙齿一般有 2～3 个牙根，以此增强牙齿的稳固性。连接牙冠和牙根的部位为牙颈。

根据功能特性，可将牙齿分为前牙、前磨牙及磨牙。

（一）前牙

人恒前牙一共 12 颗，其中上、下颌中切牙有 4 颗，侧切牙有 4 颗，尖牙有 4 颗，都是单根牙，排列在牙列前部，呈弧形。

乳前牙和恒牙一样，分为上、下颌乳中切牙、乳侧切牙和乳尖牙。乳前牙牙冠短小，颈嵴突出，牙齿的冠根分明。

（二）前磨牙

人恒前磨牙一共 8 颗，上、下颌各 4 颗，在尖牙和磨牙之间，靠近尖牙的叫作第一前磨牙，靠近磨牙的叫作第二前磨牙。前磨牙的牙根一般呈扁形。上颌第一前磨牙的牙根多在中部或根尖 1/3 处分为颊、舌 2 个扁根。乳牙没有前磨牙。

（三）磨牙

人恒磨牙一共 12 颗，上、下颌每侧各 3 颗，靠近前磨牙的叫作第一磨牙，向后面依次为第二磨牙、第三磨牙，牙体形态也依次变小。磨牙是承受主要咀嚼功能的牙齿，一般有 2～3 个牙根。

二、髓腔解剖学

髓腔位于牙体中间，周围被牙本质包被，髓腔内充满了血管、神经和淋巴，通过根尖孔与牙齿周围组织联系。

髓腔的组成部分有髓室、髓室顶、髓室底、髓室壁、髓角和根管口。髓室的外形与牙冠相似，位于牙冠内的髓腔。髓室壁分为近中髓壁、远中髓壁、颊侧髓壁和舌侧髓壁，是与牙体轴面相对应的髓腔牙本质壁。髓室顶为与咬合面相对应的髓室壁，与髓室顶相对应的髓室壁为髓室底。髓角为髓室深入到牙尖的突出部分，呈角形，髓角的形态、位置等都会受到牙尖高度的影响。根管口位于髓室底上，为髓室与根管的移行处。

继发性牙本质会随着年龄增长不断形成和沉积，髓腔进而变小，根管变细甚至封闭。

（一）恒牙髓腔

前牙都是单根牙，髓腔较大，其形态与牙体外形基本一致，与根管之间没有明显的界线。上颌切牙的髓腔近远中面呈三角形，横剖面呈圆三角形；下颌切牙的髓腔较小，呈狭长三角形。

尖牙髓腔的唇舌径大于近远中径。

前磨牙的髓腔颊舌径大于近远中径，呈长立方形，髓角突入颊尖和舌尖，颊侧髓角高于舌侧髓角。

磨牙的髓腔呈立方形，有四个髓角，髓室顶呈凹形，最凹处和牙齿的颈缘平齐。

（二）乳牙髓腔

乳牙髓腔较大，髓角高且髓壁薄，髓腔形态与乳牙外形相似，牙根的数目、形态对根管的形态、数目、大小、弯曲度和变异度等都起决定作用。根管解剖学极其复杂，形态多样。

三、开髓

（一）前牙

上切牙、下切牙、上尖牙和下尖牙都是单根牙。一般情况下，根管较为粗大，没有明显弯曲。例如，上中切牙的近远中向切面可见近中、远中髓角突出，唇舌向切面可见髓腔膨大部分在近舌隆突处。

开髓时应使近中、远中髓角充分暴露，窝洞与根管相连，形成一条近直线的通道。根管的横剖面呈圆三角形、椭圆形，开髓的窝洞形态也呈椭圆形。

上切牙、下切牙、上尖牙和下尖牙的形态与上中切牙相似，一般下切牙的体积小一些，牙根的近、远中径窄，为扁根。开髓时应特别注意窝洞形态以及进入根管的方向，避免由近中或远中侧壁穿孔。上尖牙和下尖牙的舌面有舌嵴，可将舌侧窝分为近中和远中两部分，所以开髓的窝洞正好通过舌嵴。

（二）前磨牙

前磨牙的近远中径在殆面宽，在颈部窄；颊、舌尖内有细而突起的髓角，此处在充填备洞时最易开髓。根管在牙颈部的横断面呈椭圆形，有时呈哑铃状。

上颌第一前磨牙的牙根分为颊、舌二根，分歧部位接近根尖，大多有两个根管，根管的分歧部位接近根尖。上颌前磨牙的根管形态比较复杂，变异较多，开髓时应注意窝洞的位置与形态，与颈部断面相对应，另外还要注意方向，特别是位置不正的牙齿，要避免从近中、远中侧壁穿孔。

（三）磨牙

1. 上颌磨牙

上颌磨牙多有 3 个牙根，每个牙根都有一个根管，颊侧两牙根为近中颊根和远中颊根，都比较细小；舌根及其根管比较粗大。上颌磨牙的殆面呈方形或长方形，髓角高且粗大；远中舌尖小，髓角不太明显。从颈部的横断面可以观察到三个根管口，排列成颊舌径较长，近远中径较短的长三角形。年龄越大，髓室顶与髓室底的距离也会越近。有时，上颌第二磨牙颊侧两个牙根会融合为一个较大的牙根。颊侧有近中、远中两个牙根，近中牙根较扁。

2. 下颌磨牙

下颌磨牙一般有两个牙根，即近中和远中牙根。近中牙根一般分为颊、舌两个根管，形态较扁；远中牙根只有一个比较粗大的根管。下颌磨牙的牙冠较倾斜，所以髓腔也是偏向颊侧。牙尖内髓角较高，与上颌磨牙一样，其髓室顶与髓室底的距离也是随着年龄的增长而逐渐接近的。由于牙冠朝舌侧倾斜，因此开髓的部位应该在殆面偏向颊尖的部位；如果在中央，会容易导致舌壁薄弱，易折断。下颌第二磨牙的两个牙根有时在颊侧融合，根管相连通，其断面呈马蹄形，有时容易将两根管在颊侧相连处，误认为是髓室底穿通，应注意区别。

四、根管的特殊形态

磨牙的根管非常复杂，数量、形态、位置的变异性都比较大。另外，磨牙根管还有一些特殊结构。

（一）根管侧支

细小的根管分支与根管呈垂直状，贯穿牙本质、牙骨质，进入牙周组织，多位于根管的根尖 1/3 处。

（二）根管间吻合

根管间吻合即两个单根管,通过细小的交通支连接起来,多见于双根管牙的根中 1/3 处。

（三）根尖分歧、根尖分支

前磨牙和磨牙的根尖部分通常有一些由根管分出的细小分支通向牙周组织。

第四节 临床牙位记录方法

临床上，牙体牙髓病治疗中记录牙位多用符号来表示。

一、国际牙科联合会法

国际牙科联合会推荐使用的是两位数牙位记录方法。十位数表示的是牙所在的区域象限，以及是乳牙或者恒牙；个位数表示的是牙的排列顺序，越近中线，牙数字越小。

恒牙列，1 代表的是上颌右侧牙齿，2 代表的是上颌左侧牙齿，3 代表的是下颌左侧牙齿，4 代表的是下颌右侧牙齿。恒牙牙位记录表见表 1-1。

表 1-1　恒牙牙位记录表

18	17	16	15	14	13	12	11	21	22	23	24	25	26	27	28
48	47	46	45	44	43	42	41	31	32	33	34	35	36	37	38

乳牙列，5 代表的是上颌右侧乳牙，6 代表的是上颌左侧乳牙，7 代表的是下颌左侧乳牙，8 代表的是下颌右侧乳牙。乳牙牙位记录表见表 1-2。

表 1-2　乳牙牙列记录表

55	54	53	52	51	61	62	63	64	65
85	84	83	82	81	71	72	73	74	75

二、部位记录法

部位记录法是将上下颌牙列分为四个区，以"+"表示，横线区分上、下颌，竖线区分左右侧。"⌐"为 A 区，代表上颌右侧牙齿，"∟"为 B 区，代表上颌左侧牙齿，"¬"为 C 区，代表下颌右侧牙齿，"⌐"为 D 区，代表下颌左侧牙齿。以阿拉伯数字代表恒牙，罗马数字表示乳牙。

第二章 龋病

第一节 龋病的临床特征和诊断

一、龋病的分类及临床表现

龋病并不能随机破坏所有牙面，这种损害对于特殊的解剖部位具有某种倾向性。虽然学者们对龋病及其分类进行了大量临床和基础研究，但目前还没有哪一种分类方式为大家广为接受。根据龋病的临床损害模式，可按下述基本原则将其进行分类：其一，从动力学角度，依赖龋病发病情况和进展速度分类；其二，从形态学角度，按损害的解剖部位分类；其三，按病变深度分类（下文以前两种分类进行阐述）。

不论哪一种临床类型，其致病微生物和底物大体相同，但在不同个体之间，牙各解剖部位的敏感性和损害进展速度均有很大差异。牙的解剖外形及其在牙弓中的位置，以及其他因素，如氟、唾液、口腔卫生等，均可对龋病发病造成影响。

（一）按发病情况和进展速度分类（动力学分类）

1. 急性龋

此种龋病多见于儿童或青年人。病变进展速度较快，病变组织颜色较浅，呈浅棕色，质地较软而且湿润，很容易用挖器剔除，因此又叫作湿性龋。患急性龋时，由于病变进展较快，牙髓组织来不及形成修复性牙本质，或者形成较少，因而牙髓组织容易受到感染，产生牙髓病变。

急性龋中有一种类型，其病程进展很快，多数牙在短期内同时患龋病，又称猖獗龋，常见于颌面及颈部接受放射治疗（简称放疗）的患者，也称放射性龋。此外，有些干燥综合征患者及一些有严重全身性疾病的患者，由于唾液分泌量减少或未注意口腔卫生，亦可能发生猖獗龋。

2. 慢性龋

一般龋病都属此种类型。它进展慢，龋坏组织染色深，呈黑褐色，病变组织较干硬，所以又称干性龋。

龋病发展到某一阶段时，由于病变环境发生变化，隐蔽部位变得开放，原有致病条件发生了变化，龋病不再继续进行，但损害仍保持原状，这种特殊的龋损害叫作静止龋，它也是一种慢性龋。例如邻面龋损由于相邻牙被拔除，受损的表面容易清洁，牙面菌斑容易受到唾液缓冲作用和冲洗力的影响，龋病病变进程自行停止。又如咬合面的龋损害，由于咀嚼作用，可能将龋病损害部分磨平，菌斑不易堆积，病变因而停止，成为静止龋。

3. 继发龋

龋病治疗后，由于充填物边缘或窝洞周围牙体组织破裂，形成菌斑滞留区，或修补材料与牙体组织不密合，留有小的缝隙，这些都可能成为致病条件，产生龋病，称继发龋。继发龋也可因治疗时未将病变组织除净，以后再发展而成，这种继发龋比较隐蔽，不易被查出。

（二）按损害的解剖部位分类（形态学分类）

基于牙表面对龋病敏感性的分类是最常见和最简单的分类方法。根据牙面解剖形态可以分为若干类型，如𬌗面（窝沟）龋、平滑面龋、根面龋等，还有一些特殊类型的非典型性损害。

1. 𬌗面（窝沟）龋和平滑面龋

𬌗面窝沟在个体之间的形态差异很大，常影响龋病发生。窝沟类型分类为以下几种。

（1）V型

顶部较宽，底部逐渐狭窄，该型约占34%。

（2）IK型

非常狭窄的裂缝，但底部带有宽的间隙，约占26%。

（3）I型

呈一非常狭窄的裂缝，约占19%。

（4）U型

从顶到底部宽度几乎相同，约占14%。

（5）其他

其他类型约占7%。

窝沟的形态与龋病发病和进展速度密切相关。窝沟龋限指磨牙和前磨牙咬合面、磨牙颊面沟和上颌前牙舌面的龋损。这些不规则的表面，由于先天性特征，缺少自洁作用，对龋病更具敏感性。在窝沟发生龋损时，损害并非从窝沟基底部位开始，而是首先在窝沟侧壁产生损害，最后扩散到基底。龋损沿着釉柱方向发展而加深，达到牙本质，然后沿釉质牙本质界扩散。

有的窝沟龋损呈锥形，底部朝牙本质，尖部向牙釉质表面，狭而深的窝沟处损害更为严重，但在龋病早期，牙釉质表面无明显破坏。具有这类临床特征的龋损又称潜行性龋。

除窝沟外的牙面发生的龋病损害称平滑面龋。平滑面龋损可进一步分为两个亚类：发生于近远中触点处的损害称邻面龋；发生于牙颊或舌面，靠近釉质牙骨质界处的损害称为颈部龋。牙釉质平滑面龋病损害呈三角形，其底朝牙釉质表面，尖向牙本质。当损害达到釉质牙本质界时，损害沿釉质牙本质界部位向侧方扩散，在正常的牙釉质下方逐渐发生潜行性破坏。

2. 根面龋

龋病过程大多从牙釉质表面开始，但亦有从牙骨质或直接从牙本质表面进入的龋损，如根面龋。在根部牙骨质发生的龋病损害被称作根面龋。这种类型的龋病损害主要发生于牙龈退缩、根面外露的老年人牙列。在 50~59 岁年龄组中，60% 以上的受检者有根面龋。根面龋始于牙骨质或牙本质表面，这两种牙体组织的有机成分多于牙釉质，基于这一原因，引起根面龋的菌群可能有别于产生牙釉质龋的菌群。在现代人群中的根面龋，最常发生于牙根的颊面和舌面，而在古代人群中，根面龋损害主要在邻面。

3. 线形牙釉质龋

这是一种非典型性龋病损害，常见于拉丁美洲和亚洲的儿童乳牙列。这种损害主要发生于上颌前牙唇面的新生线处，或更确切地说是新生带。新生带代表出生前和出生后牙釉质的界限，是所有乳牙具有的组织学特征。上颌乳前牙牙釉质表面的新生带部位产生的龋病损害呈新月形，其后继牙对龋病的易感性也较强。

二、诊断方法及标准

（一）诊断方法

1. 视诊

观察牙面有无黑褐色改变或失去光泽的白垩色的斑点，有无腔洞形成。当怀疑有邻面龋时，可从𬌗面观察邻近的边缘嵴有无变暗的黑晕出现。

2. 探诊

利用尖头探针探测龋损部位有无粗糙、钩拉或插入的感觉。探测洞底或牙颈部的龋洞是否变软、酸痛或过敏，有无剧烈探痛。还可探测龋洞部位、深度、大小及有无穿髓孔等。

邻面的早期龋损，探针不易进入，可用牙线自咬合面滑向牙间隙，然后自颈部拉出，检查牙线有无拉毛或撕断的情况。如有，则可能有龋病病变。

3. 温度刺激

当龋洞深达牙本质时，患者即可能述说对冷、热或酸、甜刺激敏感，甚至有难忍的酸痛，医师可用冷、热等温度刺激进行检查，亦可使用牙髓电活力测验。

4.X 线检查

邻面龋、继发龋或隐匿龋不易用探针查出，此时可用 X 线进行检查。龋病在 X 线片上显示透射影像。为了检查龋洞的深度及其与牙髓腔的关系，也可借助 X 线检查。

（二）诊断标准

临床上最常使用的诊断标准系按病变侵入深度分类进行诊断的，现介绍如下。

1. 浅龋

浅龋位于牙冠部时，一般为牙釉质龋或早期牙釉质龋；但若发生至牙颈部时，则是牙骨质龋和（或）牙本质龋，亦有一开始就是牙本质龋者。位于牙冠的浅龋又可分为窝沟龋和平滑面龋。前者的早期表现为龋损部位色泽变黑，进一步仔细观察可发现黑色色素沉着区下方的龋白斑，呈白垩色改变。用探针检查时有粗糙感或能钩住探针尖端。平滑牙面上的早期浅龋一般呈白垩色点或斑，随着时间延长和龋损继续发展，可变为黄褐色或褐色斑点。邻面的平滑面龋早期不易察觉，用探针或牙线仔细检查，配合 X 线片可以作出早期诊断。浅龋位于牙釉质内，患者一般无主观症状，遭受外界的物理和化学刺激如冷、热、酸、甜刺激时亦无明显反应。

早期诊断疑为浅龋时，可定期追踪复查，或借助于其他诊断手段，如用荧光显示法检查，以一种氯化烃类染料涂布牙面，让其浸透 2~3 分钟，后用清水洗净，紫外光照射局部，龋损部位发出的荧光有助于早期诊断。此外，还可采用显微放射摄影方法、氩离子激光照射法帮助诊断。最常使用的常规诊断方法是 X 线检查，有利于发现隐蔽部位的龋损。

浅龋诊断应与牙釉质钙化不全、牙釉质发育不全和氟斑牙相鉴别。牙釉质钙化不全亦表现有白垩状损害，但其表面光洁，同时白垩状损害可出现在牙面任何部位，而浅龋有一定的好发部位。牙釉质发育不全是牙发育过程中，成釉器的某一部分受到损害所致，可造成牙釉质表面不同程度的实质性缺陷，甚至牙冠缺损；牙釉质发育不全时也有变黄或变褐的情况，但探诊时，损害局部硬而光滑，病变呈对称性，这些特征均有别于浅龋。氟斑牙又称斑釉症，受损牙面呈白垩色至深褐色，患牙为对称性分布，地区流行情况是与浅龋相鉴别的重要参考因素。

2. 中龋

当龋病进展到牙本质时，由于牙本质中所含无机物较牙釉质少，而有机物较多，牙本质在构造上又有很多小管，有利于细菌入侵，因此龋病进展较快，容易形成龋洞。牙本质因脱矿而软化，随色素侵入而变色，呈黄褐或深褐色，同时出现主观症状。

患中龋时，患者对酸、甜饮食敏感，过冷、过热饮食也能引起酸痛感觉，冷刺激尤为显著，但刺激去除后症状立即消失。龋洞中除有病变的牙本质外，还有食物残渣、细菌等。

由于个体反应的差异，有的患者可完全没有主观症状。颈部牙本质龋的症状较为明显，这是由于该部位距牙髓较近之故。中龋时牙髓组织受到激惹，可产生保护性反应，形成修复性牙本质，它能在一定程度上阻止病变发展。

中龋有其典型的临床特征，因此诊断并不困难。

3. 深龋

龋病进展到牙本质深层时为深龋，临床上可见很深的龋洞，易于探查到。但位于邻面的深龋洞以及有些隐匿性龋洞，外观仅略有色泽改变，洞口很小而病变进展很深，临床检查较难发现，应结合患者主观症状，仔细探查。必要时需在处理过程中除去无基牙釉质，然后再进行诊断。

若深龋洞洞口开放，则常有食物嵌入洞中，食物压迫牙髓使牙髓内部压力增加，产生疼痛。遇冷、热和化学刺激时，产生的疼痛较中龋时更加剧烈。深龋时一般均能引起牙髓组织的修复性反应，包括修复性牙本质形成、轻度的慢性炎症反应、血管扩张或成牙本质细胞层紊乱等。

根据患者主观症状、体征，结合 X 线片易于确诊，但应注意与可复性牙髓炎和慢性牙髓炎相鉴别。

第二节　龋病的一般治疗

龋病病变过程的特殊性决定了该病的治疗特点。第一，龋病发生在矿化程度很高的牙体硬组织，因此该病发展缓慢。开始时，龋病在牙釉质中进行，而牙釉质中无神经分布，故在开始的相当长时间内患者无自觉症状，不易被早期发现而贻误治疗。第二，龋病是一种进行性疾病，不经治疗一般不会停止其破坏进程，而且治疗不彻底可再次发病。第三，由于牙体硬组织的新陈代谢很弱，牙釉质内无细胞和体液循环，也就没有任何基于细胞活动的修复功能，一旦遭到破坏，不能通过细胞再生来恢复其缺损的组织，必须用人工材料来修复。第四，从对外界刺激的应答反应来看，牙本质与牙髓可以说是一个整体，对牙本质的任何刺激都可引起牙髓的相应反应。从解剖关系来看，牙体组织与牙髓关系十分密切，如龋病早期未得到及时治疗，病变纵深向发展，可引起牙髓和根尖周组织的感染。所以，一旦发现龋齿，应尽早治疗，且在治疗过程中必须尽量减少对牙髓的刺激。

龋病治疗的目的在于终止病变过程，保护牙髓，恢复牙的形态、功能及美观，并维持与邻近软、硬组织的正常生理解剖关系。其治疗原则是针对不同程度的龋损，采用不同的治疗方法。一般来说，早期牙釉质龋可采用保守治疗，有组织缺损时，则应采用修复性方法治疗，这也是龋病治疗中最常用的方法。深龋近髓时，应先采取保护牙髓的措施，再进行修复。

近年来，随着龋病预防研究的深入及修补材料和技术的发展，龋病的治疗也在不断地改进和更新。牙体修复更趋于保守，尽量保存更多的牙体结构，且扩大了治疗的适应证。

一、保守疗法

（一）药物疗法

药物疗法是用化学药物处理龋损，使病变终止或消除的疗法。

1. 适应证

①恒牙早期牙釉质龋，尚未形成龋洞者，特别是位于易清洁的平滑面（如颊、舌面）的病损。②乳前牙邻面浅龋及乳磨牙殆面广泛性浅龋，1年内该牙将被恒牙替换者。③静止龋，如殆面点隙龋损，由于殆面磨耗，将点隙磨掉后呈一浅碟状，致使龋损环境消失者。

2. 常用药物

（1）氟化物

常用的氟化物有 75% 氟化钠甘油糊剂、8% 氟化亚锡溶液、酸性磷酸氟化钠（APF）溶液、含氟凝胶（如 1.5%APF 凝胶）及含氟涂料等。氟化物对软组织无腐蚀性，不使牙变色，使用安全有效，前后牙均可使用。

牙局部应用氟化物后，氟直接进入牙釉质中，与羟基磷灰石作用，氟取代羟基磷灰石中的羟基，形成难溶于酸的氟磷灰石，增强了牙釉质的抗酸性。同时，牙面氟浓度的增加可改变唾液–牙面界面脱矿与再矿化过程，促进早期龋损的再矿化。早期牙釉质龋损部位呈疏松多孔状态，局部摄取氟量较健康牙釉质多。在早期牙釉质龋损处定期用氟化物处理，可使脱矿牙釉质沉积氟化物，促进再矿化，从而使龋病病变停止。

（2）硝酸银

主要制剂有 10% 硝酸银和氨硝酸银。硝酸银与人体组织和细菌的蛋白结合形成蛋白银沉淀，低浓度时有收敛、抑菌作用，高浓度时能杀灭细菌，有强腐蚀性。硝酸银应用于龋损区，除生成蛋白银沉淀外，在使用还原剂（丁香油酚、10% 甲醛溶液、对苯二酚、焦性没食子酸、2.5% 碘酊或盐水）后生成的黑色还原银或灰白色的碘化银可渗入牙釉质和牙本质中，有凝固有机质、杀灭细菌、堵塞牙釉质孔隙和牙本质小管的作用，从而封闭病变区，终止龋病发展。氨硝酸银溶液中的银与氨形成复合离子，更易被还原，且对软组织的腐蚀性较硝酸银小。

硝酸银对软组织有强的腐蚀性，并使牙变黑，一般只用于乳牙和后牙，不可用于牙颈部龋损。

3. 应用方法

①磨除牙表面浅龋，暴露病变部位。大面积浅碟状龋损可磨除边缘脆弱牙釉质，以消除食物滞留的环境。②清洁牙面，去除牙石和菌斑。③隔湿，吹干牙面。④涂布药物。氟化物：将氟制剂涂于患区，用橡皮杯或棉球反复涂擦牙面 1 ~ 2 分钟。如用涂料则不必反复涂擦。氟化物有毒，切勿吞入。硝酸银：用棉球蘸药液涂布患区，热空气吹干后，再涂还

原剂，如此重复几次，直至出现黑色或灰白色沉淀。硝酸银腐蚀性大，使用时应严格隔湿，防止其与软组织接触。

（二）再矿化疗法

用人工的方法使已经脱矿、变软的牙釉质发生再矿化，恢复硬度，使早期牙釉质龋终止或消除的方法称再矿化治疗。

在牙釉质内，虽不存在细胞的防御反应，但在龋病病变过程中，牙釉质与菌斑之间始终进行着无机物交换。龋病的形成不是简单的持续脱矿过程，而是脱矿－再矿化的连续动力学反应，此反应是通过牙面－菌斑界面间的无机物交换进行的。唾液中的无机物可通过影响菌斑液的无机物含量而影响牙釉质的再矿化。临床上所见到的白垩斑经一段时间后消失就是口腔内牙自身再矿化的结果。这说明早期牙釉质龋可通过再矿化而自愈，再矿化可使早期牙釉质龋发生逆转。但是，通过再矿化自愈必须以牙结构基本完好，仅有无机物丢失而没有有机物——胶原的破坏为前提。

早期牙釉质龋的再矿化是病变过程中自然发生的现象。近年来，不少研究证实，可通过人工的方法促进再矿化，使早期龋向愈合的方向发展。已有人使用再矿化液来治疗早期龋，并获得了一定疗效。

1. 适应证

①光滑面早期牙釉质龋，即龋斑（白垩色斑或褐色斑）。②龋易感者可作为预防用。

2. 再矿化液的组成

再矿化液配方报道较多，主要为含有不同比例的钙、磷和氟的溶液。再矿化液中钙与磷的含量和比例对龋损再矿化程度和范围有明显影响。有报道认为，钙磷之比为 1.63 时再矿化效果较好。高浓度的钙离子可使钙和无机物在软化牙釉质微孔中的沉积速度加快，但会影响钙向深层渗透。而低浓度的钙离子则可渗透到龋损深层，但其浓度不得低于 1 mmol/L。再矿化液中加入氟可明显促进脱矿牙釉质再矿化，氟不仅可促进钙和磷在牙釉质中的沉积，而且可抑制其溶解。此外，钠、氯可使再矿化液稳定，不发生沉淀，故常在再矿化液中加入适量的氯化钠。

再矿化液的 pH 值一般调至 7。酸性环境可减弱再矿化液对牙釉质的再矿化作用。

3. 应用方法

①配制成漱口液，每日含漱。②局部应用。清洁、干燥牙面，将浸有药液的棉球置于患处，每次放置几分钟，反复 3～4 次。

（三）窝沟封闭

窝沟封闭是窝沟龋的有效预防方法。封闭剂可作为一屏障，使窝沟与口腔环境隔绝，阻止细菌、食物残渣及其酸性产物等致龋因子进入窝沟。

含氟封闭剂有屏障保护和持续释放氟以促进再矿化的双重作用。研究表明，封闭剂下方微生物的存活力是相当低的，同时封闭剂阻止了发酵底物进入窝沟，使其致龋病活性减弱甚至停止。

1. 适应证

主要用于窝沟可疑龋。𬌗面与充填窝洞相邻的无龋深沟裂，不需做预防性扩展，仅用封闭剂处理即可者。

2. 封闭剂

窝沟封闭剂主要由树脂、稀释剂、引发剂及一些辅助成分，如充填剂、氟化物、染料等组成。树脂是封闭剂的主体材料，双酚A甲基丙烯酸缩水甘油酯是目前常用的、性能较好的树脂。

3. 应用方法

临床操作步骤一般包括清洁牙面、隔湿、酸蚀、涂布及固化封闭剂。

二、修复性治疗

在龋病发展过程中，虽然有再矿化等修复反应，但这毕竟是一种很弱的反应，一旦牙体组织产生了实质性缺损，就不能恢复其原来的形态。因此，除前面提到的一些早期龋可用保守方法治疗外，一般来说，龋病都要用修复的方法来治疗，即用手术的方法去除龋坏组织，制成一定洞形，然后选用适宜的修补材料修复缺损部分，恢复牙的形态和功能。

牙是有感觉和代谢的活体器官，牙体修复是在这一器官上进行手术，所以牙体修复是一种生物性治疗技术。在牙体修复时必须考虑到牙体及其支持组织的特殊生物学特性。

（一）牙釉质

牙釉质没有细胞结构，在牙体手术中的反应属非细胞性反应，它受到牙本质生理活动的影响。

牙釉质含有大量的无机物，是全身最硬的组织。按重量比，成熟的牙釉质含95%的无机成分，其余为约4%的水和不到1%的有机物。按体积比，牙釉质中的无机物、水和有机成分则分别占86%、12%和2%。切割牙釉质时产热多，必须用高速、锋利的器械钻磨，且同时用冷水冷却，否则产生的热会使牙体组织焦化并损伤牙髓。

牙釉质位于牙冠表面，其内无循环系统，它靠牙本质支持和获取营养。牙釉质下方一旦失去牙本质支持，就会成为无基釉，易脆和崩裂。牙釉质的组成单位是釉柱，釉柱的排列方向对备洞非常重要。为防止无基釉形成，必须了解牙面釉柱的排列方向。釉柱自釉质牙本质界向外伸展，直至牙冠表面。在较平坦的牙面，釉柱垂直于牙面；在𬌗面点隙裂沟处，釉柱从釉质牙本质界向点隙裂沟底部聚合，呈"人"字形排列；在牙尖和轴角处，釉柱由釉质牙本质界向表面呈放射状伸展。备洞时，洞侧壁的釉质壁必须与釉柱方向平行。

牙釉质的厚度随不同牙、不同牙面而有不同。后牙的牙釉质一般较前牙厚，𬌗面、切缘较厚，而颈部最薄。对牙釉质厚度的了解可以帮助确定洞的深度和预计酸蚀粘接的效果。

（二）牙髓牙本质复合体

牙髓和牙本质在胚胎发生上联系密切，从对外界刺激的应答反应来看，它们是一个整体，所以把它们视为一种组织即牙髓牙本质复合体。

牙本质内有许多牙本质小管，小管内有成牙本质细胞突起和体液循环。牙髓组织内有神经、血管和各种细胞，它通过成牙本质细胞伸入牙本质小管的细胞突与牙本质连为一体。当外面的牙釉质被破坏后，暴露的牙本质小管就成为牙髓与口腔环境间的通道。牙本质受到外界的任何刺激，无论是生理上的或病理上的，都能产生感觉，并引起牙髓的相应反应。牙本质的敏感性与其通透性密切相关。在接近釉质牙本质界的外周牙本质，牙本质小管总面积仅占牙本质表面积的 4%，小管直径小、密度小。小管间有大量分支，彼此高度交联。在接近牙髓端的内层牙本质与外周牙本质的结构是十分不同的，其小管直径大、密度高，管间牙本质的面积仅为外周牙本质的 12%，小管所占面积达牙本质的 80%。内层牙本质的通透性为外周牙本质的 8 倍，外周和内层牙本质结构的差异决定了它们具有不同的通透性。所以，越接近髓腔，单位面积的小管数越多，对外界刺激的反应也越强，更容易造成对牙髓的损伤。从洞底到髓腔的牙本质厚度是使牙髓免受刺激的最重要因素之一。研究表明，0.5 mm 厚的牙本质可减少有毒物质对牙髓 75% 的影响，1 mm 厚牙本质可减少 90% 的影响，2 mm 厚牙本质则使牙髓的反应很小。

牙本质受到外界刺激（机械、温度或化学刺激）时，可引起牙本质小管内的液体快速流动（4 ~ 6 mm/s），导致成牙本质细胞突起和细胞体移位，使缠绕的神经末梢被激惹，从而引起疼痛。当牙本质长期受到弱的外界刺激时，在相应的牙髓端有修复性牙本质形成，它们是牙髓的保护屏障。若受到急性、强的刺激，则受刺激的成牙本质细胞可发生变性，小管内的细胞突退变，严重时可致成牙本质细胞死亡，甚至造成牙髓发炎、坏死。所以，备洞时切忌对牙髓牙本质复合体造成过大刺激。

牙本质和牙髓组织的结构及反应性随不同年龄而有所差异。年轻人牙本质小管粗大，通透性高，髓腔大，髓角高，神经和血管丰富，细胞多，修复能力强。随着年龄增长，牙本质小管钙化，通透性降低，髓腔变小，牙髓组织的纤维成分增多，修复能力减弱。在牙体手术时要考虑到这些变化。

牙本质的羟基磷灰石晶体较牙釉质小，有机物和水与牙釉质相比占比较多（占牙本质重量的 30%），其硬度仅为牙釉质的 20%，外周牙本质较内层牙本质硬。牙本质有一定弹性，此弹性有利于它支持无弹性、易脆的牙釉质和固位钉的固位。

（三）牙骨质

牙骨质含有 50% ~ 55%（重量）的有机物和水，较牙本质软。在牙颈部，牙骨质与牙釉质连接，形成釉质牙骨质界。有 10% 的牙，牙骨质在牙颈部牙釉质与牙本质不相接，此区域牙本质暴露，对外界刺激敏感。由于牙骨质为板层结构且矿化程度明显较牙釉质低，所以此处酸蚀粘接效果差。

（四）牙周组织

牙周组织是牙的支持组织，牙的外形和咬合直接影响牙周组织的健康。在牙体手术过程中，任何不当处理都会造成牙周组织的损伤。

牙体修复后的外形对牙周组织可产生重要影响。正常的外形有保护牙龈、使食物按摩牙龈的作用，同时能防止牙菌斑的积聚。如牙冠的突度过小，食物可损伤牙龈；突度过大，则自洁作用差，易沉积菌斑。如充填物有悬突，不仅压迫牙龈，导致牙周组织炎症，还利于菌斑的沉积，从而引起继发龋。

牙体正常咬合关系的恢复与牙周组织和颞下颌关节的健康密切相关。过高或过低的咬合都会破坏正常咬合关系，其结果是，一方面造成殆创伤或使对颌牙移位，另一方面由于咬合关系的紊乱，可进一步引起颞颌关节疾病。

此外，患牙与邻牙正常接触关系的恢复也是很重要的。触点太紧可撕裂牙周膜，太松则造成食物嵌塞。其次，接触区的大小、位置不当也可引起食物嵌塞和牙移位。

牙体手术时，手术器械对牙周组织的直接损伤也是不可忽视的。钻针、成形片及手用器械等使用不当均可损伤牙周组织。

第三节　深龋的治疗

深龋的龋损已发展到牙本质深层，牙髓很容易被外界刺激，包括物理、温度、化学和龋坏牙本质的细菌及其代谢产物的刺激。同时，在治疗深龋时，如处理不当，也容易造成牙髓的损害，所以，深龋的治疗有其特殊性。

一、治疗原则及注意事项

（一）停止龋病发展，促进牙髓的防御性反应

去除龋坏组织，消除感染源是停止龋病发展的关键步骤。原则上应去净龋坏组织，而尽量不穿通牙髓。由于深龋接近牙髓，去除龋坏组织时应特别小心，必须根据不同年龄的

髓腔解剖特点，结合洞底的颜色、硬度和患者反应等具体情况而做处理。如年轻人的髓腔大，髓角高，急性龋的软化牙本质多、着色浅，硬化牙本质少，去龋时易穿通牙髓。如去净龋坏牙本质后有穿通牙髓可能，而患牙无自发痛时，可保留洞底近髓腔处的少量已脱矿的牙本质。采用间接盖髓术，盖以有抑菌和促进修复性牙本质形成的制剂，如氢氧化钙，以达到终止龋病发展和促进牙髓防御性反应的目的。特别是在急性龋时，牙本质脱矿过程进展快，病变组织中细菌侵入的深度相对较浅，去龋时不必将所有软化牙本质去净，以避免穿通牙髓。

（二）保护牙髓

术中必须保护牙髓，减少对牙髓的刺激。为此，在治疗深龋时应做到以下要求。

1. 手术操作要求

防止对牙髓的机械、温度刺激。去软龋时，用挖器从软龋边缘开始平行于洞底用力，或用较大的球钻间断，慢速磨除，切勿向髓腔方向加压。随时用温热水冲洗窝洞，以棉球拭干，保持视野清楚。用探针探查有无穿髓孔时，应沿洞底轻轻滑动，勿施加压力，以防穿通髓腔。

2. 垫底要求

一般需双层垫底，以隔绝来自充填材料和外界的刺激。

深龋治疗时，洞侧壁的软化牙本质应彻底去净，而覆盖髓腔的洞底（包括髓壁和轴壁）去净软化牙本质后，有时可能引起牙髓暴露，特别是在髓角处。此种情况可保留少许洞底近髓处的软化牙本质，并做特别处理，以避免穿通牙髓，造成对牙髓的损伤和感染。

（三）正确判断牙髓状况

正确判断牙髓状况是深龋治疗成功的基础。深龋时，牙髓受外界刺激而发生病变的可能性较大，故治疗深龋时，首先要对牙髓状况作出正确的判断，才能制订出正确的治疗方案。

深龋时，细菌可经牙本质小管进入牙髓而使牙髓感染。研究表明，牙本质厚度小于0.3 mm者，牙髓可有明显炎症，小于0.2 mm，牙髓中可发现细菌。所以，即使未穿通髓腔，牙髓也可能感染。然而，洞底与髓腔之间的牙本质厚度临床上很难估计。同时，细菌的侵入与龋病发展速度也有关。急性龋时，病变发展快，修复反应少，脱矿区较宽，再矿化的硬化牙本质区较窄，细菌侵入的深度相对较浅，一般存在于外层腐质区。慢性龋的病程缓慢，脱矿区较窄，硬化牙本质区较宽，细菌可存在于脱矿区。牙髓反应除与牙本质厚度和病变进程有关外，与细菌种类和数量及致病性、牙本质矿化程度、牙髓细胞和微循环状况、患者年龄等因素也有关，这些因素可影响牙本质的通透性和牙髓的反应性。

鉴于深龋时牙髓的反应性可受到以上多种因素的影响，对牙髓状态的判断是较困难的。临床上可通过详细询问病史，了解患牙有无自发痛、激发痛，刺激去除后有无延缓痛。结合临床检查，包括视诊、探诊、叩诊等，必要时做温度刺激试验、牙髓电活力测验及 X 线检查。主要与早期牙髓炎、慢性闭锁性牙髓炎、牙髓坏死等鉴别，不要将已有牙髓病变的患牙误认为单纯的深龋来处理。

二、治疗方法

在排除了伴有不可复性牙髓炎和牙髓穿孔的情况后，根据患牙近髓牙本质厚度、牙髓状态和软龋能否去净，采取不同的治疗方法。

（一）垫底充填

多数情况下可一次完成充填，即洞形预备好后，立即垫底充填。

1. 适用范围

适用于无自发痛、激发痛不严重、刺激去除后无延缓痛、能去净龋坏牙本质这一类牙髓基本正常的患牙。

2. 窝洞预备注意事项

深龋时，龋洞较大，入口较容易。一般先去除洞缘的无基釉和龋坏组织即可暴露龋损部位。

深龋的洞较深，在预备外形的同时只去除了大部分龋坏组织，深层的龋坏组织需用挖器或球钻仔细去除。

深龋时，去除龋坏牙本质后，洞底一般不平，或呈圆弧形。在预备窝洞时，只能按备洞原则将洞侧壁磨平直，切忌将洞底磨平，否则可能造成髓腔穿通。不平的洞底可用垫底材料垫平，以弥补洞形的不足。如需作倒凹固位形，应在垫底后操作。

深龋造成牙体组织破坏大，如患牙承担的咬合力较大，应适当降低其咬合，磨低脆弱的牙尖和嵴。

3. 方法

深龋时，洞深，洞底接近髓腔，一般需双层垫底后再充填。即先用氧化锌丁香油酚粘固剂垫一层，以保护牙髓，再垫一层磷酸锌粘固剂，形成平而硬的洞底，以利于充填。如用聚羧酸锌粘固剂或玻璃离子粘固剂垫底，则可只垫一层。如需作倒凹形固位，应垫底后操作。垫底后应留出足够的深度，以容纳一定厚度的充填材料。最后选用适宜的充填材料充填，恢复牙的外形和功能。

（二）安抚治疗

安抚治疗是将具有安抚、镇痛、消炎作用的药物封入窝洞，使牙髓充血恢复正常，消除临床症状的临时性疗法。

1. 适用范围

一些深龋患者，无自发痛，但有明显的激发痛，在备洞过程中极其敏感。这类患者应先做安抚治疗，待症状消除后再做进一步处理。

2. 方法

窝洞干燥后，放置大小合适的氧化锌丁香油酚棉球或抗生素小棉球，用氧化锌丁香油酚粘固剂封洞，观察 1～2 周。复诊时，如无症状，牙髓电活力测验正常，无叩痛，则取出棉球，再酌情做双层垫底永久充填，或做间接盖髓术。如有症状，则应进一步做牙髓治疗。

在软化牙本质可去净的病例，可直接用氧化锌丁香油酚粘固剂封洞观察。氧化锌丁香油酚粘固剂有安抚作用。第二次复诊时，如无症状，牙髓活力正常，可在隔湿情况下去除部分粘固剂，留一薄层作垫底用，上面再垫磷酸锌粘固剂，永久充填。

特别要指出的是，龋洞内的龋坏牙本质中细菌及其代谢产物本身对牙髓就是有害的刺激因素，所以安抚治疗一定要在不穿通牙髓的前提下，尽量去除龋坏组织后再密封安抚药物，以停止细菌毒素对牙髓的刺激，并隔绝外界刺激，使牙髓恢复正常。

（三）间接盖髓术

用具有消炎和促进牙髓—牙本质修复反应的制剂覆盖于洞底，促进软化牙本质再矿化和修复性牙本质形成，从而保存全部有活力牙髓的方法叫间接盖髓术（IPC）。用作盖髓的制剂称为盖髓剂，常用氢氧化钙制剂。

1. 适应证

用于软化牙本质不能一次去净、牙髓—牙本质修复反应能力正常、无明显主观症状的深龋。

2. 方法

由于急性龋和慢性龋细菌侵入的深度不同，故在治疗方法上不尽相同。

（1）急性龋

急性龋病程进展快，软化牙本质多，细菌侵入深度相对较浅，未进入深层脱矿层，如去净软化牙本质有穿髓的可能时，在洞底可保留少量软化牙本质。窝洞预备好并干燥后于洞底盖一薄层氢氧化钙制剂，然后垫底充填。如一次性充填把握不大，可在氢氧化钙间接盖髓后，用氧化锌丁香油酚粘固剂和磷酸锌粘固剂双层封洞，或用聚羧酸锌粘固剂或玻璃离子粘固剂单层封洞，观察 1～3 个月，复诊时如无症状，牙髓活力正常，可去除部分粘固剂，永久充填。

（2）慢性龋

慢性龋病程进展慢，脱矿区窄，再矿化区宽，细菌可侵入脱矿区，如一次性去净软化牙本质有穿通牙髓可能时，第一次处理同急性龋，即在洞底保留少量软化牙本质，待窝洞干燥后，在洞底盖一薄层氢氧化钙制剂，双层或单层封洞，观察 3～6 个月，等待修复性牙本质的形成。复诊时，如无症状，牙髓活力正常，应除去全部封物及残余的软化牙本质，因慢性龋时，软化牙本质多有细菌感染。去净软化牙本质后，如无穿髓，则可盖髓、垫底，永久充填。如牙髓穿通或有自觉症状，则需做牙髓治疗。

三、治疗方法的选择

为了便于理解，将深龋治疗方法的选择列于表2-1中。

表 2-1 深龋治疗方法的选择

龋病类型	软龋能否去净	牙髓状况	最佳治疗方案
急性龋、慢性龋	能	正常	垫底充填
急性龋、慢性龋	能	充血	安抚→垫底充填
急性龋	不能	正常	间接盖髓→垫底充填
	不能	充血	安抚→间接盖髓→垫底充填
慢性龋	不能	正常	间接盖髓→去净软龋→间接盖髓→垫底充填
	不能	充血	安抚→间接盖髓→去净软龋→间接盖髓→垫底充填

第三章　牙外伤

第一节　牙外伤的分类

牙外伤可以根据病因、解剖、病理、临床或治疗预后等不同的依据进行分类。20 世纪 50 年代，儿童牙医 Ellis 首次提出牙外伤的通用分类。随后，世界卫生组织（WHO）在此基础上进行了改进，使之成为目前国际通用的分类标准。该分类使医师和患者较容易理解不同类型的牙外伤，并易于选择恰当的治疗方法。20 世纪 90 年代，Andreasen 又在综合考虑解剖、病理、临床、治疗及预后的基础上对 WHO 标准进行了补充，该分类除了牙齿及牙周支持组织，还将牙龈和黏膜软组织的损伤也包括进来。而我国临床结合口腔内科诊治的牙外伤实际则主要考虑了牙体组织及牙周膜的损伤，根据牙外伤的临床表现进行分类。下面将几种有代表性的牙外伤分类列举于后，以供临床参考。

一、牙外伤 WHO 分类标准

（一）釉质折裂

釉质折裂只累及牙釉质，包括釉质裂纹和釉质碎裂，前者无牙釉质的丢失，后者有牙釉质的缺损。

（二）未累及牙髓的冠折

无并发症的牙冠折断，累及牙釉质和牙本质，牙髓未受累。

（三）累及牙髓的冠折

牙冠折断，累及牙釉质和牙本质，牙髓有暴露。

（四）根折

只有牙根折裂，累及牙骨质、牙本质和牙髓。

（五）冠根折

累及冠部牙釉质、牙本质和根部牙骨质、牙本质，牙髓可被累及，也可不被累及。

（六）牙脱位

1. 牙震荡

累及牙周膜，牙齿无移位，无不正常的松动，但对叩诊较敏感。

2. 半脱位

累及牙周膜，牙齿松动度增加，但无移位。

3. 侧向脱位

牙齿向侧方移位，但很牢固，无松动。

4. 外伸性脱位

牙齿从牙槽窝里向牙冠方部分撕脱出，很松动。

5. 嵌入性脱位

受到暴力，牙齿沿其长轴方向向牙槽骨深部移位而牢牢地嵌入牙槽骨中。

（七）牙撕脱

牙齿完全从牙槽窝里脱出，无或有少量牙龈软组织相连。

（八）牙槽突折裂

在牙外伤时，可发生牙槽窝或牙槽突的折裂。此时常伴有面部软组织和牙龈的肿胀及撕裂伤，骨折时 X 线片示有动度，摇动一个牙时，可见相邻多个牙随之活动。

二、Andreasen 分类标准

（一）牙体组织和牙髓外伤

1. 釉质裂纹

无牙体实质性缺损，只是牙釉质表面有细小裂纹。

2. 釉质折裂

仅局限于牙釉质碎裂的冠折。

3. 未累及牙髓的冠折

牙冠折断累及牙釉质和牙本质，但牙髓未受累。

4. 累及牙髓的冠折

牙冠折断累及牙釉质和牙本质，牙髓已受累。

5. 单纯的冠根折

牙冠折断累及牙釉质、牙本质和根部牙骨质，牙髓未暴露。

6. 复杂的冠根折

牙冠折断累及牙釉质、牙本质和根部牙骨质，牙髓已暴露。

7. 根折

牙根部的牙本质和牙骨质折断，牙髓受累。

（二）牙周膜组织损伤

1. 牙震荡

损伤只累及牙周膜，叩诊较敏感，但牙无移位，无松动。

2. 半脱位

损伤累及牙周膜，牙齿松动度增加，但无移位。

3. 外伸性脱位

牙向牙冠方部分撕脱出，明显松动。

4. 侧向脱位

牙齿向侧方移位，一般无松动。

5. 嵌入性脱位

牙齿向牙槽骨移位并牢牢地嵌入牙槽骨中，通常牙冠变短。

6. 牙撕脱

牙齿从牙槽窝里完全脱出，或仅有少量牙龈软组织相连。

（三）牙龈及口腔黏膜损伤

1. 牙龈黏膜的撕裂伤

牙龈黏膜组织撕裂、脱落，常常伴有较多的出血。

2. 牙龈黏膜的挫伤

牙龈黏膜组织的闭合性损伤，表现为软组织深部的损伤、血肿或淤血等。

3. 牙龈黏膜的擦伤

由于机械摩擦而造成牙龈黏膜组织的表皮剥脱、卷曲等损伤。

三、我国常用牙外伤临床分类

（一）牙折

1. 冠折

牙冠部折裂，前牙可分为横折和斜折，后牙可分为斜折和纵折。

2. 根折

牙根部折裂，常表现为横折或斜折，外伤性牙根纵折较少见。

3. 冠根联合折

同时累及牙冠和牙根部的折裂，牙髓可受累，也可不受累。

（二）牙震荡

牙震荡是牙周膜的轻度损伤，通常不伴有牙体组织的缺损，牙无移位，无不正常的松动，但对叩诊较敏感。

（三）牙脱位

1. 部分脱位

在外力作用下牙从牙槽窝里轻度脱出，常有疼痛，牙冠伸长，牙移位、松动等表现。

2. 嵌入性脱位

外力造成牙齿向牙槽骨方向移位，牙齿牢牢地嵌入牙槽骨中，同时造成牙槽骨的损伤。

3. 完全脱位

牙齿从牙槽窝里完全脱出。

第二节　牙外伤的检查和诊断方法

对前来就诊的急性牙外伤患者，为了快速准确地判断牙体组织、牙髓、牙周及相关组织的损伤情况，进行完整、系统的病史采集和临床检查十分重要。

一、问诊

患者的年龄、损伤发生的时间、地点、方式以及患牙的症状是问诊的重要内容，尤其对于牙脱位的患者很重要，直接影响到治疗方法的选择及预后。同时，还应询问患者有无咬合障碍，咬合关系紊乱提示可能有牙脱位、牙槽骨折、颌骨骨折或颞下颌关节骨折。另外，询问患者有无头痛、恶心、呕吐、昏迷等症状，有助于判断是否合并颅脑损伤。还应了解患牙外伤前的情况，例如是否有龋坏、牙髓病变、牙周病变等，可以帮助解释损伤后X线片中的一些现象。最后，患者的既往史和用药史也是问诊时应该询问的内容，特别是对于老年患者、妊娠妇女及有某些慢性系统性疾病的患者而言更为重要。

二、视诊

首先对患者的精神状态及损伤的范围有一个初步的印象，可以帮助判断患者仅是局部的损伤，还是合并有全身其他部位的损伤。视诊时应观察有无颌面部软组织或牙龈黏膜软组织的出血、撕裂、肿胀以及有无异物存在，特别注意患者的咬合状态和咀嚼功能情况。检查有无牙体组织的缺损及临床牙冠的伸长，冠部牙折线的位置及走向，有无牙髓组织的暴露等。

三、松动度测试

受损患牙松动度的检测可以帮助判断牙外伤的类型。牙齿的松动度分为Ⅰ~Ⅲ度。Ⅰ度松动：患牙的松动度相对较小，颊舌方向的松动度小于 1 mm；Ⅱ度松动：患牙的松动度中等，有颊舌方向和近、远中方向的松动，松动度为 1~2 mm；Ⅲ度松动：患牙的松动度比较严重，在各个方向上（颊舌方向，近、远中方向，垂直方向）均有松动，松动度大于 2 mm。垂直方向的松动提示可能有牙脱位，松动度较大也提示有根折的可能。另外还应注意的是，是一个牙松动，还是一组牙松动，后者提示可能伴有牙槽突的骨折。

四、叩诊

对叩诊的反应可以检查出牙周膜的损伤程度。如牙震荡的患牙，其他临床检查不一定有阳性症状，但在叩诊检查时极其敏感。另外，从唇面的水平叩诊可以产生或高或低的声音。金属样的高声调提示有牙齿嵌锁在牙槽骨里的可能（如侧向或嵌入性牙脱位）。

五、X 线检查

X 线检查在牙外伤的就诊和随后的复诊中都是非常有价值的检查方法。首先，通过 X 线片可以确定当时患牙牙根发育的状况；对于脱位或根折的患牙，X 线片都可以较清楚地反映损伤的情况，同时也可反映牙槽骨有无骨折等情况；对于随访中因牙外伤而继发的根尖周炎，根管内吸收、钙化以及牙根外吸收等病变，X 线检查是关键的诊断手段。

第三节　牙外伤的临床表现和治疗

根据我国临床常用的牙外伤分类标准，结合 WHO 和 Andreasen 分类标准，对牙外伤的临床表现和治疗进行以下介绍。

一、牙折

牙折的常见原因是外力的直接作用。发生在前牙的牙折多为车祸、跌倒、殴打、运动等原因造成；而后牙的牙折多因进食时突然咬到砂石、碎骨等硬物而发生。由于外力的大小和作用方向不同，牙折断的部位及所累及的范围也有所不同。通常按部位可分为冠折、根折和冠根联合折，根据其是否累及牙髓，又分为露髓和未露髓两类。

（一）冠折

冠折是牙外伤中最常见的类型，好发于上颌中切牙的切角或切缘，有以下几种情况。

1. 牙釉质裂纹

无牙体组织缺损，在牙釉质表面可见垂直向、斜向或分支状的裂纹，裂纹深度仅限于牙釉质层。患牙可无症状，或对冷、热、酸、甜刺激略敏感。一般单纯的牙釉质裂纹不会引起牙髓的炎症。

2. 牙釉质折裂

仅限于牙釉质的折断，前牙好发于切角或切缘，后牙好发于牙尖或边缘嵴，患牙可能无症状，或对冷、热、酸、甜刺激略敏感。一般牙釉质折裂不会引起牙髓的炎症。

3. 未累及牙髓的冠折

牙冠折断累及牙釉质和牙本质，但牙髓未受累。折线在前牙多为横形和斜形，后牙可为斜形和纵形。多数患牙对冷、热、酸、甜刺激有较明显的牙本质敏感症状，如治疗不及时，可引起牙髓感染，继而出现牙髓炎的症状。

4. 累及牙髓的冠折

牙冠折断累及牙釉质和牙本质，牙髓已暴露，遭到感染。患牙常有明显症状，对冷、热等刺激极其敏感，如治疗不及时，常发生整个牙髓组织的感染而出现牙髓炎，并继发根尖周病变。

对于冠折的患牙，治疗前首先应了解冠折的范围和判断牙髓的状态。单纯的牙釉质裂纹，短期内不会发生完全性折断，一般不需做任何处理，咬合较紧者可适当调𬌗以减小咬合力；对有敏感症状的患牙，可适当进行脱敏治疗。无牙髓受累者，缺损小的冠折只需将锐利边缘调磨光滑即可，或直接用复合树脂修复牙齿外形；牙本质敏感者，可先用氢氧化钙间接盖髓，高黏性玻璃离子粘固剂暂时覆盖牙本质，待 1～2 个月有修复性牙本质形成，再换用复合树脂修复或做冠修复。对牙髓暴露或已有牙髓症状者，牙根已完全发育的成熟牙应做根管治疗，对牙根没发育完全的年轻恒牙，应根据牙髓暴露的多少和污染程度选择做直接盖髓术或活髓切断术，以利于牙根的继续发育。过去临床上常用的活髓保存治疗材料是氢氧化钙，目前有较多的实验研究表明，一种新材料——矿化的三氧化物聚合物（MTA）在活髓保存治疗中十分有效，能形成更均匀、更厚的修复性牙本质层。对缺损面积大的患牙，可增加固位钉帮助固位或做桩冠修复。值得注意的是，牙齿的永久性修复应在受伤后 6～8 周进行，尽量避免牙体预备时的医源性刺激。对于活髓牙，应在治疗后第 1、3、6 个月及第 1、2 年定期复查，以了解牙髓的活力情况以及年轻恒牙牙根形成情况；对已有牙髓或根尖周病变的患牙，应做牙髓摘除并行根管治疗。

（二）根折

外伤性根折较冠折少见，多发生于牙根已发育完全的成熟恒牙，因为年轻的恒牙与周围支持组织的结合不如牙根发育完全后牢固，在受到外力撞击后常常发生脱位或撕脱，一般不发生根折。根折按其部位可分为颈 1/3 处、根中 1/3 处和根尖 1/3 处根折，其折裂线可为水平形或斜形，纵折较少见。

　　根折部位的不同，其临床症状也不同。折线位于颈 1/3 处，牙齿松动度为 2～3 级，牙冠向切方伸长，或向唇、腭侧移位，龈沟出血、触痛、叩痛明显。折线越接近根尖，冠段的松动度越小，但对于多根牙却不一定如此。有的根折早期无明显症状，数日或数周后由于根折线处软组织水肿，使根折断片分离，逐渐显现出咬合痛、叩痛等症状。

　　根折的检查除一般的临床检查外，X 线检查是其诊断的重要依据。一般根折患牙在 X 线片上可见透射的根折线将牙根分为两段或两段以上。根段留在原位，冠段常有移位。但值得注意的是，X 线片并不能显示全部根折病例。摄片角度的不同将影响根折线的显示，研究表明，当 X 线中心线与根折线形成的角度大于正、负 15° 时，就很难观察到根折线。

　　根折的治疗因其折断部位的不同，所选择的治疗方法也不一样。其治疗原则是位于牙槽骨内的根折，应尽早使断端复位，对位固定，消除咬合创伤，促进其自然愈合；与口腔相通的根折，在拔除冠段后尽量保留根段牙根。一般认为，越靠近根尖区的根折，其预后越好，而与口腔相通的根折，其治疗及预后较复杂。

　　根折线位于龈缘下颈 1/3 处与口腔相通的根折，应拔去冠段牙折片，如根段牙根长度不短于该牙牙冠长度且牙周组织正常者，可采用切龈术切除少量牙龈，暴露牙根断面后进行根管治疗后行桩冠修复；折线位置较深、低于牙槽嵴顶下 2 mm 者，则可考虑正畸牵引术，待 4～6 周行桩冠修复。

　　对于根中 1/3 折断的患牙，将冠段复位后用夹板固定。粘接夹板技术是固定根折的最简便方法，其主要原理是利用酸蚀粘接技术将患牙同两侧的邻牙固定在一起，4～6 个月待根折愈合后再去除夹板。定期复查 X 线片，检查断端情况，并检查牙髓状态。如牙髓失去活力或已坏死，断端已愈合，则行根管治疗；如断端还未愈合，可在行根管治疗后，根管内放入金属或用纤维桩固定，并定期追踪治疗效果。对于根尖 1/3 处折断的患牙，根折线越接近根尖，预后越好。由于该处不易感染，如临床上无松动，不必固定，只需适当调𬌗，消除咬合高点，定期复查牙髓、牙周及断端面愈合情况。如根尖出现病变或牙髓钙化，可在根管治疗后行根尖切除术和根尖倒充填术。

　　一般复位后根折的愈合有三种情况。①硬组织愈合：当牙根断端相接紧密，且冠段无活动时，则可在根折处有不规则牙本质或牙骨质形成，使两端形成钙化连接。临床检查牙不松动，牙髓活力正常或稍下降，X 线片上隐约可见一细小根折线。②结缔组织愈合：当牙根断端之间间隙较大，牙稍有活动时，断端之间不形成钙化连接，有牙周膜侵入并附着于两断片上，断片的锐边由于表面吸收而变圆钝。临床检查牙齿稍有松动，牙髓活力正常或稍下降，X 线片上可见明显的根折线，髓腔可能有钙化影像。③肉芽组织形成：当根折的冠段移位严重，冠部牙髓感染并发生坏死，引起根折线处炎性肉芽组织的形成，但根尖段牙髓可能仍有活力。临床上牙齿明显松动、变色、叩痛，牙冠伸长，牙髓无活力，X 线片上可见根折线较宽，其周围伴有牙槽骨的吸收。

（三）冠根联合折

冠根联合折同时累及牙釉质、牙本质和牙骨质，牙髓可不暴露，但一般情况下会有暴露。一般外伤性冠根折多为横折或斜折，纵折较少，但应注意粉碎性的冠根折，可能会有多个折片。

1. 单纯的冠根联合折

折断累及牙釉质、牙本质和根部牙骨质，牙髓未暴露。这种折断多为斜折，折线常位于龈缘下 2～4 mm，折片松动，但剩余的牙体组织较稳固。咀嚼时因牙折片活动有疼痛感觉，患牙常不能咬合，对冷、热刺激较敏感，折片拔除后可无疼痛或叩痛，但如有牙髓症状，则可有自发的疼痛不适。

2. 复杂的冠根联合折

折断累及牙釉质、牙本质和根部牙骨质，牙髓已暴露。这种情况下，牙髓组织已遭到感染，患牙有自发疼痛症状，不能咬合，对冷、热刺激极敏感，常有叩痛。

由于冠根折波及牙釉质、牙本质、牙骨质、牙周膜，甚至牙髓组织，治疗方法及预后类型都较复杂。其治疗原则是：对于牙根未完全形成的冠根折患牙，尽量保存活髓治疗或用氢氧化钙粘固剂先诱导牙根形成后再做牙髓修复治疗；对于成熟恒牙，凡可保留的剩余牙体均应在根管治疗后采用切龈术、正畸牵引术或直接用拔牙钳拉出复位固定后行桩冠修复；对于纵折牙，可试着做根管治疗，但往往预后不好，多数应拔除。

二、牙震荡

牙震荡是在骤然的外力作用下引起的牙周膜的轻度损伤。损伤只累及牙周膜，无牙体组织的缺损。受伤后的牙齿有不适感，无移位，无不正常的松动，但对叩诊敏感，X线片显示牙根位于牙槽窝的正常位置。牙髓电活力测验反应不一，通常受伤后反应迟钝，数周或数月才恢复正常；如较重的牙震荡，可引起牙髓的逐渐坏死，牙齿变色，牙髓电活力测验无反应。

一般患牙不需要特殊治疗，预后较好。患者在受伤后 2 周内进食软食，可进行适当调𬌗，以减轻患牙的咬合负担。受伤后第 1、3、6、12 个月应进行复查，观察有无变色，必要时做牙髓电活力测验及 X 线检查，对已发生牙髓坏死的患牙应及早做根管治疗。

三、牙脱位

在外力的作用下牙齿脱离牙槽窝的现象称为牙脱位。引起牙脱位的最主要原因是碰撞。由于外力作用的大小、方向不同，牙脱位的类型也不相同。

（一）半脱位

半脱位牙临床表现为牙冠稍有伸长感，在咬合时可有早接触疼痛，龈缘出血，牙轻微松动，但无牙移位。X线片显示牙位于正常牙槽窝内。

如果牙齿有咬合障碍，治疗时可适当进行调𬌗，脱位后1~2周进食软食，让患牙充分休息。一般无特别注意事项，只有少数患牙需要休息半年到一年。定期复查X线片，以追踪患牙牙髓状态，如有症状者，则做根管治疗。

（二）外向脱位

外向脱位的牙松动度明显增加，有疼痛、移位、龈缘出血等表现，牙冠伸长感明显，伴有咬合障碍。X线片示牙根尖与牙槽窝壁之间的透射间隙增加。

外向脱位牙应在局部麻醉（简称局麻）下用手轻柔复位，恢复其正常的咬合关系后，用夹板固定2~4周再去除夹板。复位当时和复诊时均应摄X线片，以了解硬组织变化、牙根或牙槽骨吸收破坏程度。复位后第3、6、12个月进行复查，若发现牙髓坏死，应及时做根管治疗。一般来说，根尖孔未发育完全的牙，牙髓坏死较少，但易发生髓腔钙化阻塞；成熟牙则相反。如有牙髓坏死，则常引起牙根吸收。

（三）侧向脱位

侧向脱位的牙，松动度不增加，甚至有嵌牢的感觉，牙根尖多为唇舌向移位，叩诊时能听到音调较高的金属音。X线片示牙根偏移，根尖周牙槽窝空虚。侧向脱位的牙，常常伴有牙槽窝壁或牙槽骨的骨折。

由于侧向移位的牙常常被锁牢在一个新位置，故需要在局麻下用手或钳子将其复位到正常位置，如伴有牙槽窝壁或牙槽骨的骨折，应同时将牙槽窝壁或牙槽骨复位。检查咬合关系，并摄X线片确认是否正确复位，再用夹板固定3~4周。对于根尖孔未发育完全的牙，定期复查时，牙髓电活力测验及X线检查都是非常必要的，复查X线片如有边缘性牙槽突吸收，则应继续固定3~4周；成熟牙由于牙根周围血供较差，牙髓多发生坏死，常在夹板去除之前做根管治疗。

（四）嵌入性脱位

嵌入性脱位的牙，其𬌗面或切缘低于正常，临床牙冠变短。龈缘有渗血，牙齿不松动，牢牢地轴向嵌锁到牙槽骨中，叩诊时能听到高调的金属音。X线片示嵌入性脱位牙根尖区的正常牙周膜间隙变窄或消失。

对于根尖孔未完全形成的年轻恒牙，不可强行拉出复位，以免造成更大的创伤，诱发牙根和边缘牙槽突的吸收。可在局麻下用拔牙钳将其轻轻地松离锁扣位置，对症处理，任其自然萌出。多数患牙在半年内能萌出到原来位置。一般在外伤后第1、3、6个月定期复查，一旦发现牙髓坏死，应及时拔髓，做根尖诱导成形术。成熟恒牙一般不会自行萌出，应及时复位并固定 2～4 周，在去除夹板之前应做根管治疗。因为这些牙常发生牙髓坏死，并容易发生牙根吸收。

（五）牙撕脱

牙撕脱即牙完全性脱位，指的是在较大外力作用下牙齿完全从牙槽窝里脱出，部分可有少量的牙龈软组织相连。临床上见牙槽窝空虚、流血或充满血凝块，可伴有牙龈软组织的撕裂和牙槽突的骨折。X 线片示牙槽窝空虚。这种情况常见于单个年轻恒牙。这是因为年轻恒牙的牙根尚未完全发育完成，牙周膜具有弹性，在外力作用下，牙根容易从牙槽窝里完全脱出。

对于完全性脱位牙的治疗，通常多采用牙再植术治疗，但患牙离体时间、体外保存方式、患牙发育状态、患牙自身牙体牙周的状况及患者全身状况决定了治疗方案的选择及预后情况。为增加再植的成功率，再植前应考虑以下问题。

1. 脱位牙离体时间的长短

对于根尖未发育完全的年轻恒牙，若就诊及时在半小时内进行再植者，牙髓常常能继续存活，而不必拔除牙髓，其再植成功机会较高，而牙根吸收的发生率较低。对脱位牙离体超过 2 小时的患牙，95% 的病例都会发生牙根吸收。

2. 体外保存方式

为减少脱位牙离开牙槽窝的时间，尽可能在受伤地点将脱位牙复位于牙槽窝内。如牙污染较严重，应用自来水冲洗被污染的离体牙 10 秒钟，将其置于患者舌下或口腔前庭沟，也可放在有牛奶或生理盐水的容器里，防止脱位牙的干燥，并尽快到医院就诊，做进一步的再植复位固定和抗感染治疗。值得注意的是，用手拾捡脱位牙时，尽量接触牙冠端，而不要握捏牙根。

3. 患牙发育状态

对于根尖未发育完全的年轻恒牙，若就诊及时，牙髓常常能继续存活；而对于牙根已发育完全的成熟恒牙，牙髓不可能重建血运循环，多发生坏死，进而引起炎症性的牙根吸收或根尖周病变。

4. 患牙自身牙体牙周的状况

了解患牙在外伤前有无较严重的龋坏及牙槽骨的吸收破坏，因为这影响到患牙外伤后牙髓及牙周支持组织的修复能力，同时，了解再植前患牙牙体牙周的病历资料，也可以帮助分析复诊检查时的病变现象。

5. 患者全身状况

对于一些有系统性疾病如感染性心内膜炎、糖尿病、免疫力低下的患者，一般不再考虑对脱位牙进行再植。

对于能立即在短时间内复位的脱位牙，其具体处理过程包括保存牙齿、清洁患牙及牙槽窝、植入固定患牙、抗生素治疗和复查治疗等一系列程序。首先尽可能将脱位牙保存于储存液中，用生理盐水轻轻冲洗脱位牙表面，一些明显的污物用湿润的小棉球除去，牙槽窝内的血凝块应在局麻下用生理盐水冲掉；然后将脱位牙置入牙槽窝，用手指轻缓地压入正常位置。如在复位过程中遇到阻力，不可强行复位，应再仔细检查牙槽窝内有无骨折或异物，清理牙槽窝后再复位。用半固定夹板固定，适当应用抗生素，如牙齿污染较重，应常规使用破伤风抗毒素。

对即刻再植的患牙，夹板在 2 周左右可去除。如果是不可能重建牙髓血运循环或根尖孔已形成的成熟恒牙，则在去除夹板前拔髓，完成根管治疗；如是根尖孔没形成的年轻恒牙，在去除夹板前拔髓，用氢氧化钙粘固剂充填，18 个月后待根尖屏障形成后换用牙胶充填。所有患者在术后 2～3 周都应常规进行 X 线检查，尤其对于根尖孔未完全形成的患牙，此时可以观察到根尖周有无炎性吸收的表现。随后在第 2、6 个月及第 1、2、5 年应定期复查，观察牙根有无吸收破坏，或牙根与周围牙槽骨有无骨性粘连发生。在根尖屏障形成之前，一旦 X 线片发现根管内的氢氧化钙糊剂有吸收，则需更换氢氧化钙糊剂，直到根尖屏障形成。

对离体时间较长的成熟脱位牙，牙髓和牙周膜内细胞发生坏死，不可能期望牙周膜的重建，这时"再植"变为"种植"，就诊后应采取以下方法。

先用刮匙将坏死的牙周膜从根面刮去，体外开髓拔髓并进行根管预备，将预备好的牙放入 2% 的氟化钠溶液中（pH 值 =5.5）浸泡 20 分钟，取出后完成根管充填。再用生理盐水冲洗牙根表面 2 分钟，将其置入局麻下搔刮去血凝块后的牙槽窝内。用固定夹板固定 6 周以上。体外用氟化钠溶液处理根面，可加强牙根表面对破骨细胞的抵抗能力，从而减少牙根吸收。

再植牙愈合的三种形式如下。

①牙周膜愈合：牙与牙槽骨之间形成正常牙周膜。这种机会较少，仅限于脱位牙离体时间较短的牙。②骨性粘连：牙根的牙骨质和牙本质被吸收并由周围的骨质修复替代，从而使牙根与牙槽骨紧密相连。③炎性肉芽组织：牙根面和根周牙槽骨均有吸收破坏，由炎性肉芽组织替代。

四、乳牙外伤

乳牙外伤常发生在 2～3 岁的儿童，前牙多见，跌倒是造成乳牙外伤的主要原因。其临床表现大致与恒牙相同，但在乳牙中，外伤时发生根折的情况少见，更易造成牙脱位。值得一提的是，当发生嵌入性脱位时，应特别注意有无累及乳牙牙根下方的恒牙牙胚。X 线片是最有价值的诊断依据，当前牙发生嵌入性脱位时，牙 X 线片上对称发育的同名恒牙胚切缘可能不在一个平面上，患牙根尖与相应恒牙胚切缘之间的距离较同名健牙减小。

乳牙外伤的治疗原则是促进乳牙牙髓及牙周组织修复,避免恒牙胚的进一步损害。通常乳牙外伤对正在发育中的恒牙胚可造成下列影响:恒牙萌出异常,牙冠或牙根部形成异常,严重时可造成恒牙胚停止发育。因此,在乳牙外伤时及时判断和评估其对恒牙胚的影响是非常重要的。对于牙折的乳牙,没有并发症的只需调磨光滑锐边,牙折范围较大且露髓的前牙则通常拔除。牙震荡和半脱位牙一般进行观察,如果有自发疼痛或复查时发现牙体变色或瘘管形成,则视情况做牙髓治疗或拔除。轻度移位的牙可先进行复位再观察,由于儿童的机体修复能力强,一般预后较好。但对于严重外向性脱位和完全脱位牙通常应拔除,而不需要复位,因为这类牙发生牙髓坏死、根尖感染的机会很大,容易影响恒牙胚的发育。侧向脱位的乳牙的牙冠常腭向移位,故根尖远离恒牙胚,如无咬合障碍,可任其自然萌出。嵌入性脱位在检查时首先应了解乳牙的牙根与下方的恒牙胚的关系,如乳牙的牙根直接嵌入恒牙胚时,需及时拔除,否则可以任其自然萌出。如果复查时发现嵌入的乳牙不能自行萌出,应考虑牙根与牙槽骨有固连,会影响乳牙正常脱落和恒牙萌出,这时应该拔除。

第四节　牙外伤的并发症

由于牙外伤的类型及程度不同,其预后也不相同,常引起的并发症如下。

一、牙髓炎

冠折近髓或露髓的患牙,牙髓组织通过暴露的牙本质小管或牙髓,在外界的刺激下而发生牙髓炎。患牙可在外伤后很快就表现为对冷、热刺激非常敏感,也可在随后的一段时间才开始出现,患牙对外界刺激有明显的延迟性疼痛反应,有时也有自发性、持续性隐痛。

二、牙髓坏死

牙折露髓或脱位牙易发生牙髓坏死,其中嵌入性脱位牙的牙髓坏死发生率高达96%。根尖发育完全的牙较根尖孔未闭合的牙更易发生牙髓坏死。患牙发生牙冠变色,对牙髓电活力测验无反应,但应注意,要与牙髓外伤后暂时性失去感觉相区分,因此可结合临床系统检查来综合判断。

三、髓腔变窄或消失

常发生于牙髓有活力的外伤牙。轻度牙外伤后由于髓腔内钙盐的加速沉积,会引起髓腔变窄或消失。半脱位的牙晚期也可发生此现象。对于牙根未完全形成而保髓治疗的患牙，更易发生髓腔变窄或消失。嵌入性脱位牙，因其易发生牙髓坏死，故很少发生髓腔闭塞。患牙通常没有明显的症状，临床检查时可发现牙冠有不同程度的变色，通常呈淡黄色，X线片可见根管内有弥散性钙化，根管影像不清楚。

四、慢性根尖周炎

外伤牙常因治疗不及时或损伤程度较严重，导致牙髓坏死后继发慢性根尖周炎。瘘管型慢性根尖周脓肿和根尖周肉芽肿较为常见，较大的根尖周囊肿常发生于外伤后久不治疗的年轻恒牙。

五、根外吸收

牙根外吸收常在外伤后3~8周就能发现。牙根的表面吸收表现为不伴有相应牙槽骨硬板破坏的牙根表面的小坑状缺损，而炎性吸收则表现为伴有相应牙槽骨硬板破坏的牙根表面的较大的X线透射区，再植牙后其吸收的牙根表面的牙骨质和牙本质由修复性牙槽骨替代，表现为牙周膜间隙消失的骨性粘连，边缘牙槽突吸收，牙周组织的损害加重。

六、根管内吸收

外伤后的牙可发生牙根内吸收。患牙一般无自觉症状，如内吸收发生在髓室，肉芽组织的颜色可透过已被吸收成很薄的牙体硬组织层而使牙冠呈现粉红色；如发生在根管内，X线片显示根管有局限性不规则的膨大透射区域。严重者可侧穿髓壁，造成病理性根折。

第四章　牙髓病

第一节　牙髓组织生理学特点及牙髓病的病因

一、牙髓组织生理学特点

牙髓位于由牙本质围成的牙髓腔内，仅借狭窄的根尖孔与根尖周组织相连，是牙组织中唯一的软组织。牙髓具有与其他疏松结缔组织对环境变化基本一样的反应特征，同时还具有自身的特点：①被无让性的牙本质包围；②基质富含纤维，且具有黏性；③无有效的侧支血液循环。这些特点使牙髓受到损伤时一般难以恢复，且易产生疼痛。

（一）形态学特点

正常情况下，牙髓不能被肉眼直视，但在外伤等偶然情况下，牙髓可以暴露于口腔，为红色的、坚实而具有黏性的软组织。用拔髓针可以将一个有活力的正常牙髓从髓腔内完整地拔出，并保持它在髓腔内的形态。

显微镜下，牙髓可以被人为地分为4层。①成牙本质细胞层：位于牙髓最外层，由成牙本质细胞体构成，细胞间含毛细血管和神经纤维。②无细胞层：位于成牙本质细胞层下方，细胞成分很少，主要有血管、神经、细胞质突，某些年轻牙髓和老年牙髓中无此层。③多细胞层：位于无细胞层下方，内含成纤维细胞和储备细胞。④固有牙髓（中央区）：位于多细胞层内中央区，是牙髓疏松结缔组织的核心和主体，内含较多粗大的血管、神经以及成纤维细胞。

（二）结构特点

牙髓由细胞、细胞间成分组成，成分基本上与机体其他疏松结缔组织一样。

1. 细胞

牙髓的细胞成分包括成牙本质细胞、成纤维细胞、防御细胞和储备细胞。

（1）成牙本质细胞

一种特殊的牙髓结缔组织细胞，具有形成牙本质的作用，是牙髓牙本质复合体的特征性细胞。

（2）成纤维细胞

牙髓中的主体细胞，又称牙髓细胞。成纤维细胞可产生明胶状基质和胶原纤维，未成熟的成纤维细胞可分化为成牙本质细胞。成纤维细胞的健康状态可以反映牙髓的年龄和活力，以及牙髓抵御外来有害刺激的潜能。

（3）防御细胞

具有防御作用的细胞有巨噬细胞（可吞噬细菌、异物或坏死细胞，同时具有抗原提呈作用，参与免疫反应）、树突状细胞、淋巴细胞、肥大细胞等，可能与牙髓的免疫监视有关。有炎症时，上述细胞的数目可明显增多。

（4）储备细胞

原始的、未分化的间质细胞，主要分布在血管附近和多细胞层。它是牙髓细胞的储备库，根据需要可分化成不同类型的细胞，如分化为成纤维细胞或成牙本质细胞。

2. 细胞间成分

牙髓细胞间成分包括胶原纤维、不定形基质和细胞间组织液，它们在维持牙髓结构的完整性和牙髓的生理功能方面具有重要意义。

（1）胶原纤维

牙髓中含有丰富的胶原纤维，其交织成松散和不规则的网状，以支持牙髓组织中其他结构成分。牙髓中存在着大小不同的胶原纤维。

（2）基质及组织液

基质是细胞间的不定形胶状物质，主要成分是蛋白多糖。基质包绕和支持牙髓中的各种有形成分，并且是血管与细胞之间传递营养物质和废料的重要介质。组织液来源于毛细血管，其成分与血浆相似。在发生炎症时，基质可以快速释放出游离的水，使组织压升高。

（三）牙髓的功能

1. 形成功能

牙髓在牙的整个生命过程中有不断形成牙本质的功能，但形成牙本质的速度和形式有所不同。其形式主要有以下三种。

（1）原发性牙本质

初期形成的牙本质。

（2）继发性牙本质（功能性牙本质）

在行使咀嚼功能、原发性牙本质形成后所形成的牙本质。

（3）刺激性牙本质（修复性牙本质）

外界刺激诱发牙髓形成的牙本质，是机体的一种防御反应，以避免牙髓受到外界的刺激。

2. 营养功能

牙髓因为有丰富的周边毛细血管网,故通过向牙本质细胞和细胞突提供氧、营养物质以及牙本质液来保持牙本质的活力。牙髓的血液来源于上、下牙槽动脉。动脉经牙槽孔进入牙髓后,在牙髓中央向冠部行走,沿途向周边发出分支,从小动脉到微动脉,最后形成毛细血管。

3. 感觉功能

牙髓神经来源于三叉神经的上颌支和下颌支,神经纤维从根尖孔进入牙髓。牙髓丰富的神经分布是行使感觉功能的基础。因为牙髓内仅有伤害感受器(或称疼痛感受器),各种不同性质的刺激传递到中枢都是痛觉。因此,牙髓的感觉功能是产生疼痛。牙髓炎疼痛的原因被认为与组织压升高的压迫作用和某些炎症介质直接作用于神经末梢有关。

4. 防御功能

牙髓在受到一定的外界刺激时,其内在的神经、血管以及牙髓牙本质复合体出现相应的反应,发挥防御功能。牙髓的防御反应包括疼痛、修复性牙本质形成和炎症反应。

(四)牙髓增龄性变化

牙髓增龄性变化是指随着年龄的增长,牙髓在体积、结构和功能上所发生的一些生理性变化。

1. 体积变化

随着年龄的增长,髓腔周围的牙本质会不断增多,牙髓体积就会不断缩小。髓室由大缩小,髓角变低或消失,根管由粗变细,根尖孔变窄。在牙髓治疗时需摄 X 线片,以了解髓腔的大小和位置,以及根管的粗细和走行方向以利于操作,避免髓室底或髓腔侧壁穿孔。

2. 结构变化

随着年龄的增长,牙髓内成纤维细胞的大小和数目逐渐减少;成牙本质细胞由高柱状变为立方状,在磨牙的髓室处甚至消失;牙髓基质因逐渐失去水分而变得黏稠。在衰老的牙髓中,神经、血管的数目亦明显减少,导致牙髓营养不良性钙化的发生。

3. 功能变化

随着牙髓中细胞成分的减少,牙髓的各种功能会逐渐降低。根尖孔的变窄和血管数目的减少造成牙髓血流随之减少,牙髓缺氧和营养物质减少使其防御和修复方面的功能降低。神经数目的减少致牙髓对外界刺激的敏感性降低。

二、牙髓病的病因

引起牙髓病的原因很多,主要有细菌感染、物理和化学刺激以及免疫反应等,其中细菌感染是导致牙髓病的主要因素之一。

（一）细菌因素

1. 致病菌

细菌感染是牙髓病最重要的致病因素。根管和根尖周的感染是以厌氧菌为主的混合感染，厌氧菌在牙髓病的发生和发展中具有重要作用。在感染根管中，厌氧菌尤其是专性厌氧菌是主要的细菌，根管内常为 5 ~ 8 种细菌的混合感染，其中以 1 ~ 2 种细菌为优势菌。常见的优势菌有卟啉单胞菌、普氏菌、消化链球菌、放线菌、真杆菌等。其中，牙髓卟啉单胞菌几乎只在感染根管中出现，且检出率较高，被认为是牙髓感染的特有病原菌。卟啉单胞菌、普氏菌、消化链球菌、真杆菌等与根尖部出现疼痛、肿胀、叩痛和窦道形成有关。

2. 感染途径

（1）牙本质小管

牙本质中含有大量的牙本质小管。当牙釉质或牙骨质丧失后，牙本质小管就会暴露于口腔菌群中，细菌就可能会侵入牙本质小管，最后感染牙髓。大多数牙体硬组织疾病若不及时治疗，会继发牙髓病。其中最常见的是龋病，此外如创伤、楔状缺损、磨损、牙体发育畸形等也可造成牙釉质或牙体的缺损，微生物及其毒素可以通过牙本质毁损处的牙本质小管进入牙髓。

（2）牙髓暴露

龋病、牙折、楔状缺损、磨损、牙隐裂、畸形中央尖折断、畸形舌侧窝或畸形舌侧沟深达髓腔以及治疗不当等均可引起牙髓直接暴露于口腔环境中，使细菌直接侵入牙髓。

（3）牙周途径

细菌通过牙周感染牙髓的情况远不如经牙体感染多见。侧支根管、根尖孔和副根管等把牙髓组织和牙周组织联系起来，同时也提供了细菌从牙周进入牙髓的通道。重度牙周病变患者的深牙周袋可以使根周和根尖周组织与口腔相通，口腔内、牙周袋内的细菌及其毒素便通过根尖孔、副根管或侧支根管等侵入牙髓引起感染，这种由牙周途径导致的牙髓感染，常从根髓开始，故称为逆行性感染，所引起的牙髓炎称为逆行性牙髓炎。

（4）血源感染

受过损伤或病变的组织能将血流中的细菌吸收到自身所在的部位，这种现象称为引菌作用。牙髓的血源感染途径即归于引菌作用，这在临床上极为少见。这种感染多发生在牙髓组织先前就存在营养代谢紊乱或损伤（如幼牙外伤、备洞刺激）的情况下，由于暂时的菌血症（拔牙、洁治、刷牙等造成），循环血液中的细菌被吸引到牙髓腔中，若牙髓的防御机制不能清除滞留的细菌，细菌即可在牙髓中定居、繁殖，最终导致牙髓感染。

3. 致病物质

进入牙髓或根尖周组织中的细菌可产生多种有害物质，它们可直接毒害组织细胞，或通过引发炎症和免疫反应间接导致组织损伤。致病物质主要包括荚膜、纤毛、胞外小泡、内毒素、酶和代谢产物。

（1）荚膜、纤毛和胞外小泡

革兰氏阴性菌和革兰氏阳性菌均可产生荚膜。荚膜可保护菌体细胞免遭宿主吞噬细胞的吞噬，有利于细菌对组织的附着。纤毛参与细菌的聚集和对组织的附着。革兰氏阴性菌可产生胞外小泡，其具有与母体菌细胞类似的荚膜结构，胞外小泡上的抗原可中和抗体而起到保护母体菌细胞的作用。

（2）内毒素

内毒素是革兰氏阴性菌的胞壁脂多糖，具有很强的致炎作用，可诱发炎症反应，导致局部组织肿胀、疼痛以及骨吸收；可对细胞产生直接毒害作用；还可激活 T 细胞、B 细胞，调动免疫反应，加重组织损伤。

（3）酶

细菌可产生和释放多种酶，导致组织的破坏和感染的扩散。一些厌氧菌，如真杆菌、普氏菌、消化链球菌和卟啉单胞菌，可产生胶原酶、硫酸软骨素酶和透明质酸酶。这些酶可使组织基质崩解，有利于细菌的扩散。细菌产生的蛋白酶还可降解蛋白质和 DNA，直接损伤牙髓和根尖周组织内的细胞。一些细菌产生的酶还可中和抗体和补体成分，使细菌免遭杀灭。

（4）代谢产物

细菌生长发育过程中释放的主要代谢产物有氨、硫化氢、吲哚和有机酸等，能直接毒害细胞，导致组织损伤。

4. 宿主对细菌感染的反应

细菌侵入牙髓和根尖周后，是否引起组织的病变以及导致组织损伤的程度，除了与细菌的毒力和数量有关外，还与宿主的防御能力有关。当细菌侵入时，局部组织可发生非特异性的炎症反应和特异性的免疫反应，目的是杀灭和清除细菌及其毒性产物。

（1）炎症反应

牙髓在细菌直接接触之前就可发生炎症反应。牙髓受到细菌感染时，受损细胞释放大量的炎症介质，引起血管扩张，血管通透性增加，趋化中性粒细胞进入受损部位，中性粒细胞在杀灭细菌时所释放的溶酶体也导致了牙髓组织的变性或坏死。牙髓炎中增多的炎症介质包括神经肽、组胺、5-羟色胺、缓激肽、前列腺素、白三烯、补体成分和各种细胞因子等，它们在牙髓炎的病理生理过程中具有重要意义。

（2）免疫反应

在牙髓和根尖周组织中，存在识别外来抗原的细胞。侵入组织的细菌及产物作为抗原，诱发宿主的特异性免疫反应。免疫反应在杀灭细菌的同时也可引起或加重炎症反应，导致组织损伤。

（二）物理因素

1. 创伤

（1）急性创伤

摔倒跌伤、交通事故、运动竞技、暴力斗殴或咀嚼硬物均可导致急性牙创伤。医疗工作中的意外事故，如牙列矫正治疗时用力过猛使牙移动过快、拔牙时误伤邻牙、刮治深牙周袋时累及根尖部血管、根管治疗中器械超出根尖孔或根管超充填等，均会引起急性牙创伤。这些创伤可造成根尖周血管的挫伤和断裂，使牙髓的血供受阻，引起牙髓退变、发生炎症或坏死。

（2）慢性创伤

创伤性咬合、磨牙症、窝洞充填物或冠等修复体过高都可引起慢性的咬合创伤，使根尖周血管挫伤，影响牙髓的血供，导致牙髓的变性或坏死，进一步引起根尖周的急性或慢性损伤。

2. 温度

牙髓对温度刺激有一定的耐受度，但骤然的温度变化或是超过耐受的温度范围会对牙髓产生刺激。口腔黏膜耐受的温度，一般不会引起牙髓的严重反应，但若超过耐受限度，尤其时间较长时，牙髓就会受到损害。动物试验表明，若牙髓内部温度上升 $5.5\,^{\circ}\!C$，将导致近15%的牙髓失活。临床上异常的温度刺激主要与下列因素有关。

（1）备洞产热

用牙钻备洞特别是未用冷却剂时会导致可复性牙髓炎，甚至不可复性牙髓炎，产热是备洞时造成牙髓损伤的主要原因。钻磨牙体组织所产生的热量与施力的大小、是否用冷却剂、钻针的种类、转速及钻磨持续的时间相关。过度用力、相对低转速、无冷却剂和持续的钻磨将会造成牙髓明显的热损伤，尤其在制备较深的窝洞时，产生的热更易损伤牙髓。

（2）充填材料和抛光产热

用充填材料银汞合金充填深洞时，如未采取垫底或隔离措施，外界温度刺激会反复、长期地经充填材料传导至牙髓，导致牙髓的变性，甚至坏死。对修复体进行抛光时产生的热也会刺激牙髓，导致牙髓损伤，这种情况多见于用干粉抛光修复体时。

3. 电流

日常生活中，电流刺激牙髓较少见。临床上所见电流刺激牙髓，多发生在相邻或对颌牙上用了两种不同的金属修复体，咬合时可产生电流，通过唾液传导刺激牙髓，长时间可引起牙髓病变。使用牙髓电活力测验仪或进行离子导入治疗牙本质过敏症时，操作不当，使过大的电流刺激了牙髓。行电外科手术时，若不慎接触了银汞合金充填体，有可能导致牙髓坏死。

4. 激光

激光可用于牙科材料如金和镍铬合金的熔化，或用于去除龋坏组织和预防龋病。但不同种类的激光可对牙髓组织造成不同程度的损伤。红宝石激光对牙髓最具破坏性，可引起牙髓充血，甚至导致牙髓凝固性坏死。

5. 气压

在高空飞行、登山运动或深水潜泳时，气压的变化可导致牙髓病变急性发作。

6. 放射性损伤

因恶性肿瘤而接受头颈部放疗的患者可能继发猖獗龋，从而导致牙髓病的发生。

（三）化学因素

导致牙髓病变的化学刺激主要来自窝洞的消毒药物、垫底材料和充填材料。

1. 垫底材料和充填材料

在深龋洞的充填治疗中，应考虑材料的绝缘性和刺激性，选择既具有绝缘性，又无牙髓刺激性的材料，并采取垫底处理。如深洞直接用磷酸锌粘固剂垫底时，其凝固前释放的游离酸可刺激牙髓，引起牙髓中、重度的炎症反应或充填后的即刻疼痛。复合树脂充填较深的窝洞时，若未加垫底或垫底过薄时，其中所含的刺激物质能通过牙本质小管，刺激牙髓，引起牙髓的变性或坏死。氧化锌丁香油酚粘固剂对牙髓有安抚、镇痛作用，但其中的氧化锌和丁香油酚对体外牙髓细胞具有很强的毒性作用，用其直接进行深洞垫底，亦可导致牙髓的中度炎症反应。因此，在用氧化锌丁香油酚粘固剂做深洞垫底之前，应先垫一层氢氧化钙制剂。

2. 酸蚀剂和粘结剂

用酸蚀剂处理洞壁，可增强修复材料的粘结和固位。酸处理牙本质是否会引起牙髓反应与酸的强度、酸蚀的时间和剩余牙本质的厚度等因素有关。短时间的酸处理牙本质，一般不会引起牙髓的炎症反应，也不会影响牙髓的修复功能。但长时间的深洞的酸蚀处理会导致暂时的酸痛症状，甚至导致牙髓的损伤，故深洞应先用氢氧化钙制剂垫底。

绝大多数粘结剂中含有树脂成分，其中的化学物质可以刺激牙髓，特别是用在深洞中。随着粘结剂成分的不断改进，其细胞毒性作用不断减小，一般对牙髓仅有温和的、短暂的刺激作用，基本不会引起牙髓的炎症反应。

3. 消毒药物

窝洞消毒与否至今仍是一个有争议的问题。消毒力强的药物，其渗透作用亦强，如硝酸银和酚类药物对细胞均有一定毒性，将它们用于消毒窝洞或脱敏都会刺激牙髓。故目前认为，如做窝洞消毒，要用刺激性小的药物如酒精、氟化钠等。

在牙髓病的治疗过程中，若用药不当，药物会成为一种化学刺激，引起药物性或化学性根尖周炎。如：在根管封药时，使用刺激性大或过量的药物，尤其是在治疗根尖孔粗大的患牙时，药物可能溢出根尖孔而导致药物性根尖周炎。

（四）免疫因素

进入牙髓的抗原物质可诱发机体的特异性免疫反应，导致牙髓的损伤。一些研究证实：①牙髓和感染根管内的细菌及其产物具有抗原特性，甚至许多根管治疗药物在机体内与组织中的蛋白质结合成为全抗原，从而引起变态反应。②将抗原引入实验动物的根管使动物致敏，间隔一定时间后再将相同抗原注入动物皮内，则可产生皮肤红肿、硬结等炎症反应，而未从根管致敏的对照组动物就没有这种现象。

临床上，根管治疗时，长期反复使用某些药物效果不理想，反而会使根尖周病变加重；在感染根管治疗过程中，常在封入某种药物后数分钟或数小时，突然出现疼痛现象，这些提示了药物的半抗原作用。

除上述细菌、物理、化学和免疫因素外，牙髓病还可由其他一些较少见的原因引起。有些病毒，如带状疱疹病毒、人类免疫缺陷病毒可感染牙髓，导致牙髓的病变。某些特异性因素可引起牙髓的内吸收和外吸收。某些全身疾病，如糖尿病、白血病等也可导致牙髓的退变和牙髓炎。

第二节　牙髓病的分类、临床表现及检查

一、牙髓病的分类

（一）组织病理学分类

在组织病理学上，一般将牙髓状态分为正常牙髓和病变牙髓两种。对于病变牙髓一直沿用如下分类：①牙髓充血。分为生理性牙髓充血、病理性牙髓充血。②急性牙髓炎。分为急性浆液性牙髓炎、急性化脓性牙髓炎。③慢性牙髓炎。分为慢性闭锁性牙髓炎、慢性溃疡性牙髓炎、慢性增生性牙髓炎。④牙髓坏死与坏疽。⑤牙髓变性。分为成牙本质细胞空泡性变、牙髓纤维性变、牙髓网状萎缩、牙髓钙化。⑥牙内吸收。

（二）临床分类

根据牙髓病的临床表现和治疗预后可分为如下几类：①可复性牙髓炎。②不可复性牙髓炎。包括急性牙髓炎（包括慢性牙髓炎急性发作）、慢性牙髓炎（包括残髓炎）、残髓炎逆行性牙髓炎。③牙髓坏死。④牙髓钙化。包括髓石、弥漫性钙化。⑤牙内吸收。

二、各型牙髓炎临床表现及检查

（一）可复性牙髓炎

可复性牙髓炎是牙髓组织以血管扩张、充血为主要病理变化的初期炎症表现。它相当于牙髓病的组织病理学分类中的"牙髓充血"。此时，若能彻底去除作用于患牙上的病原刺激因素，同时给予患牙适当的治疗，患牙的牙髓是可以恢复到原有状态的。

症状：当患牙受到冷、热温度刺激或甜、酸化学刺激时，立即出现瞬间的疼痛反应，其对冷刺激更敏感，刺激一去除，疼痛随即消失，没有自发疼痛。

（二）不可复性牙髓炎

不可复性牙髓炎是一类病变较为严重的牙髓炎症，病变可发生于局部牙髓，也可涉及全部牙髓，甚至在炎症中心发生不同程度的化脓或坏死，几乎没有恢复正常的可能，其自然发展的最终结局均为全部牙髓坏死，临床治疗上只能选择摘除牙髓去除病变的方法，所以，将这一类牙髓炎症统称为不可复性牙髓炎。但按其临床发病和病程经过的特点，又可分为急性牙髓炎（包括慢性牙髓炎急性发作）、慢性牙髓炎、残髓炎和逆行性牙髓炎。

1. 急性牙髓炎

（1）临床特点

发病急，疼痛剧烈。临床上绝大多数属于慢性牙髓炎急性发作的表现，龋源性者尤为显著。无慢性过程的急性牙髓炎多出现在牙髓受到急性的物理损伤、化学刺激以及感染等情况下，如手术切割牙体组织等导致过度产热刺激、充填材料的化学刺激等。

（2）临床表现

症状：急性牙髓炎（包括慢性牙髓炎急性发作）的主要症状是剧烈疼痛，疼痛性质具有下列特点。

①自发性、阵发性痛。在未受到任何外界刺激的情况下，突然发生剧烈的自发尖锐疼痛，疼痛可分为持续过程和缓解过程，即表现为阵发性发作或阵发性加重。炎症早期疼痛呈间歇性，一般每次持续数分钟，随后数小时为间歇期。随病情发展，发作期延长，间歇期缩短，逐渐转变为持续性剧痛，可持续数小时甚至一整天。炎症牙髓化脓时，患者可主诉患牙有搏动性跳痛。②夜间痛。疼痛常常在夜间发作，或夜间疼痛较白天剧烈。患者常因牙痛而难以入眠，或从睡眠中痛醒。③温度刺激加剧疼痛。冷、热刺激均可激发或加剧疼痛，遇冷疼痛明显。如果牙髓已有化脓或部分坏死，则患牙遇热疼痛加剧，遇冷则可缓解疼痛，表现为"热痛冷缓解"。这是因为牙髓的病变产物中有气体产生，受热后膨胀，致使髓腔内压力增高，产生剧痛。反之，冷空气或凉水可以使气体体积收缩，压力降低，疼痛得到缓解。因此，临床上常见到患者携带凉水瓶就诊，随时含漱冷水进行暂时镇痛。④疼痛不能自行定位。疼痛发作时，患者大多不能明确指出患牙。疼痛呈牵涉性或放射性，

常沿三叉神经第二支、第三支分布区域放射至患牙同侧的上、下颌牙或头、颞、面部。但这种放射性疼痛绝不会放射到患牙的对侧区域。

检查：①患牙可查及近髓腔的深龋或其他牙体硬组织病变,有时可见牙冠有充填体存在,或可查到患牙有深牙周袋。②探诊常可引起剧烈疼痛,有时可探及微小穿髓孔,并可见少许脓血自穿髓孔流出。③温度测验时,患牙的反应极其敏感或表现为激发痛,刺激去除后,疼痛症状持续一段时间,也可表现为热测激发痛,冷测则疼痛缓解。④牙髓炎症早期,患牙对叩诊无明显不适;而处于炎症晚期的患牙,因牙髓炎症已波及根尖部的牙周膜,故可出现垂直方向的叩诊不适。

2. 慢性牙髓炎

慢性牙髓炎是临床上最为常见的一型牙髓炎。龋病等大多是慢性病变,对牙髓有长期持续的刺激,可使牙髓发生慢性炎症。有时临床症状不典型,容易被患者忽视或被医师误诊而延误治疗。

慢性牙髓炎一般不发生剧烈的自发疼痛,但有时可出现不甚明显的阵发性隐痛或者每日出现定时钝痛。病程较长,患者可诉有长期的冷、热刺激痛病史。患牙常表现为咬合不适或轻度的叩痛。患者一般可定位患牙。

根据组织病理学的检查结果,视髓腔是否已被穿通而将慢性牙髓炎分为慢性闭锁性牙髓炎和慢性开放性牙髓炎。前者患牙的牙髓尚未暴露,而后者髓腔已与外界相通。由于牙髓的血液供应等条件的不同,髓腔呈暴露状的牙髓所表现出来的组织反应也不同,因而又有了溃疡性和增生性之分。在临床上,这三种慢性牙髓炎除了具有慢性牙髓炎共同的表现外,无论是患者主诉的症状还是临床检查的体征均有各自特征。

（1）慢性闭锁性牙髓炎

症状：一般无明显的自发痛。但曾有过急性发作的病例或由急性牙髓炎转化而来的病例则可诉有剧烈自发痛的病史,也有无自发痛症状者。几乎所有患者都有长期的冷、热刺激痛病史。

检查：①可查及深龋洞、冠部充填体或其他近髓的牙体硬组织疾病。②洞内探诊患牙感觉较为迟钝,去尽腐质后无肉眼可见的穿髓孔。③患牙对温度测验和牙髓电活力测验的反应可为敏感,也可为迟缓性反应,或表现为迟钝。④多有轻度叩痛（＋）或叩诊不适感（±）。

（2）慢性溃疡性牙髓炎

症状：多无自发痛,但患者常诉当食物嵌入患牙洞内即出现剧烈的疼痛。另一典型症状是当冷、热刺激激惹患牙时,会产生剧痛。

检查：①可查及深龋洞或其他近髓的牙体损害。患者由于怕痛而长期废用患牙,以致患牙处有大量软垢、牙石堆积,洞内食物残渣嵌入较多。②去除腐质后可见穿髓孔。用尖锐探针探查穿髓孔时,浅探不痛,深探剧痛,且有少量暗色血液渗出。③温度测验表现为敏感。④一般没有叩痛（-），或仅有极轻微的叩诊不适（±）。

（3）慢性增生性牙髓炎

此型牙髓炎的发生条件是患牙根尖孔粗大，血运丰富以及穿髓孔较大，足以允许炎症牙髓增生呈息肉状并自髓腔突出。因此，慢性增生性牙髓炎多见于儿童、青少年患者。

症状：一般无自发痛，有时可有患者诉说进食时患牙疼痛或有进食出血现象，因此，长期不敢用患侧咀嚼食物。

检查：患牙大而深的龋洞中有红色的肉芽组织，又称牙髓息肉，它可充满整个洞内并达咬合面，探之无痛但极易出血。由于长期的废用，常可见患牙及其邻牙有大量牙石堆积。

当查及患牙深洞处有息肉时，要注意与牙龈息肉和牙周膜息肉相鉴别。牙龈息肉多是在患牙邻面出现龋洞时，由于食物长期嵌塞和患牙龋损处粗糙边缘的刺激，龈乳头向龋洞增生所形成的息肉样物体。牙周膜息肉是在多根牙的龋损穿通髓腔后，破坏髓室底，外界刺激使根分叉处牙周膜反应性增生，肉芽组织由髓室底穿孔处进入髓室，外观极像牙髓息肉。临床鉴别时，可用探针探查息肉蒂部以判断息肉的来源。当怀疑是牙龈息肉时，可自蒂部切除，见出血部位在患牙邻面龋洞龈壁外侧的龈乳头位置即可证实。当怀疑是牙周膜息肉时，应仔细探查髓室底的完整性，并摄X线片辅助诊断。如诊断是牙周膜息肉，应拔除患牙。

3. 残髓炎

残髓炎也属于慢性牙髓炎，发生在经牙髓治疗后的患牙，因其残留了少量炎症根髓或多根牙遗漏了未做处理的根管，所以命名为残髓炎。

症状：残髓炎的临床症状与慢性牙髓炎的疼痛特点相似，常表现为自发钝痛、放射性痛、冷热刺激痛。患者有咬合不适感或轻微咬合痛。患牙均有牙髓治疗的病史。

检查：①患牙牙冠有做过牙髓治疗的充填体。②对患牙施以强冷或强热刺激进行温度测验，其反应可为迟缓性痛或稍有感觉。③叩诊有轻度疼痛（+）或不适感（±）。④去除患牙充填物后，用根管器械探查病患根管深部时有感觉或疼痛。

4. 逆行性牙髓炎

感染来源于深牙周袋，是牙周牙髓综合征的一型。袋内的细菌和毒素通过根尖孔或侧、副根管，逆行进入牙髓，引起根部牙髓的慢性炎症；也可由局限的慢性牙髓炎急性发作导致。由于此型牙髓炎的感染走向与通常由冠部牙髓开始，逐渐向根部牙髓进展的牙髓炎方向相反，故名逆行性牙髓炎。近牙颈部和根分叉部侧支根管引起的牙髓炎症多为局限性牙髓炎，疼痛并不剧烈。而由根尖方向引起的逆行性牙髓炎对牙髓血运影响极大，临床上可以急性牙髓炎的形式表现出来。

症状：患牙可表现为自发痛，阵发痛，冷、热刺激痛，放射痛，夜间痛等典型的急性牙髓炎症状，也可呈现对冷、热刺激敏感或激发痛，可有不典型的自发钝痛或胀痛等慢性牙髓炎的表现。患牙均有牙齿松动、咬合无力、口臭等长时间的牙周炎病史。

检查：①患牙有深达根尖区的牙周袋或较为严重的根分叉病变。②无引发牙髓炎的深龋或其他牙体硬组织疾病。③对牙冠进行温度测验可表现为激发痛、迟钝或无反应。④有叩痛，叩诊呈浊音。⑤X线片显示有广泛的牙周组织破坏或根分叉病变。

（三）牙髓坏死

牙髓坏死常由各型牙髓炎发展而来，也可因外伤撞击、正畸矫治力过度、牙体预备时手术切割产热过多、修复牙体组织的修复材料的化学刺激性过强等因素引起。当牙髓组织发生严重的营养不良或退行性变时，由于血液供应不足，最终导致牙髓坏死。如不及时进行治疗，病变可向根尖周组织发展，造成根尖周炎。

1. 症状

患牙一般无自觉症状，常因牙冠变色而就诊。变色的原因是牙髓组织坏死后红细胞破裂使血红蛋白分解产物进入牙本质小管。患牙有外伤、正畸治疗等病史。

2. 检查

①牙冠完整或可存在深龋洞或其他牙体硬组织疾病，或是有充填体、深牙周袋等。②牙冠变色，呈暗红色或灰黄色，失去光泽。③牙髓电活力测验无反应。④叩诊同正常对照牙（-）或有不适感（±）。⑤X线片显示患牙根尖周影像无明显异常。

（四）牙髓钙化

牙髓钙化是当牙髓的血液循环发生障碍时，牙髓组织营养不良，出现细胞变性、钙盐沉积，形成微小或大块的钙化物质。牙髓钙化有两种形式：一种是结节性钙化，又称髓石。髓石或是游离于牙髓组织中，或是附着在髓腔壁上。另一种是弥漫性钙化，可造成整个髓腔闭锁。后者多发生在外伤后的患牙，也可见于经氢氧化钙盖髓治疗或活髓切断术后的病例。

1. 症状

一般无临床症状。个别情况出现与体位有关的自发痛，也可沿三叉神经分布区域放射，一般与温度刺激无关。

2. 检查

①患牙牙髓温度测验的反应可异常，表现为迟钝或敏感。②X线片显示髓腔内有阻射的钙化物（髓石），或呈弥漫性阻射影像而致使原髓腔处的透射区消失。

（五）牙内吸收

牙内吸收是指正常的牙髓组织变为肉芽组织，其中的破牙本质细胞从髓腔内部开始吸收牙体硬组织，使髓腔壁变薄，严重者可造成病理性牙折。牙内吸收的原因和机制尚不清楚，临床上少见，一般多发生于受过外伤的牙、再植牙及做过活髓切断术或盖髓术的牙。

1. 症状

一般无自觉症状，多在X线检查时偶然发现。少数病例可出现自发阵发痛、放射痛和冷、热刺激痛等牙髓炎症状。

2. 检查

①内吸收发生在髓室时，肉芽组织的颜色可透过已被吸收成很薄的牙体硬组织层而使牙冠呈现为粉红色。有时可见牙冠出现小范围的暗黑色区域。内吸收发生在根管内时，牙冠的颜色没有改变。②患牙对牙髓活力测验的反应可正常，也可表现为迟钝。③叩诊阴性（−）或出现不适感（±）。④X线片显示髓腔内有局限性不规则的膨大透射区域，严重者可见内吸收处的髓腔壁被穿通，甚至出现牙根折断线。

第三节　牙髓源性颅颌面部感染

一、眶下间隙感染

眶下间隙位于眼眶下方，上颌骨前壁与面部表情肌之间。其上界为眶下缘，下界为上颌骨牙槽突，内界为鼻侧缘，外界为颧骨。

眶下间隙感染（蜂窝织炎），多由尖牙和第一前磨牙的化脓性炎症引起；小儿眶下蜂窝织炎，一般由乳尖牙及乳磨牙炎症引起。

（一）临床表现

①以眶下区为中心肿胀、压痛，可出现上下眼睑水肿、睑裂变窄、睁眼困难、鼻唇沟消失。②病源牙的根尖部前庭沟红肿、压痛、丰满。③患者可伴有发热等全身症状。

（二）诊断要点

①以眶下区为中心肿胀、皮温升高、压痛，伴眼睑水肿、睑裂变窄、鼻唇沟消失。②口内上颌尖牙和前磨牙区前庭沟丰满膨隆，触到波动感时，可穿刺出脓液。③患者可有发热、白细胞计数增高。

（三）治疗方案

①全身应用抗生素及必要的支持疗法。②脓肿形成时，从口腔内上颌尖牙或前磨牙根尖部前庭沟最膨隆处切开直达骨面后，建立引流。③急性炎症消退后，治疗病灶牙。

二、颊间隙感染

颊间隙上界为颧骨下缘，下界为下颌骨下缘，前界为口轮匝肌，后外侧界浅面相当于咬肌前缘，深面是翼下颌韧带前缘。颊间隙感染（蜂窝织炎）多由上、下颌磨牙的根尖脓肿、牙槽脓肿、淋巴结炎症、颊部皮肤和黏膜感染等引起，也可由相邻颞下、翼下颌、咬肌、眶下间隙等感染引起。

（一）临床表现

①感染在颊黏膜与颊肌之间时，磨牙区前庭沟红肿、触痛明显，皮肤红肿较轻。②感染在颊部皮肤与颊肌之间时，面颊皮肤红肿严重、发亮。③红肿压痛的中心一般在颊肌下半部位置。④脓肿形成时，可触及波动感；可穿刺出脓液。⑤患者可伴发热等全身症状。

（二）诊断要点

①以颊肌所在位置为中心红肿、压痛明显，皮温升高，可有凹陷性水肿，张口轻度受限。②脓肿形成时，可穿刺出脓液。③患者可有发热、白细胞计数增高。

（三）治疗方案

①全身应用抗生素及必要的支持疗法。②脓肿形成时，根据脓肿的部位从口腔内或由面部脓肿区顺皮纹方向切开引流；脓肿位置较低者，也可由下颌下切开，向上潜行分离至脓腔建立引流。③急性炎症消退后，治疗病灶牙。

三、颞间隙感染

颞间隙位于颧弓上方颞肌所在的部分，分为颞浅和颞深两间隙。颞浅间隙是在颞肌与颞深筋膜之间；颞深间隙在颞骨颞窝与颞肌之间。其内均存在脂肪组织。颞浅间隙感染常由同侧颞、顶部皮肤感染引起，而颞深间隙感染则多由牙源性其他间隙感染或耳部化脓性疾病引起。

（一）临床表现

①颞肌部位肿胀、疼痛。②张口明显受限。③脓肿形成时，有凹陷性水肿，可触及波动感，而颞深间隙感染时，波动感不明显。④患者可伴发热等全身症状，颞深间隙感染者全身症状更为明显。

（二）诊断要点

①有颞顶部皮肤的感染、外伤、上后牙牙源性感染史；颞深间隙感染也可能与耳源性感染、全身菌血症、脓毒血症有关。②临床表现为颞肌部位的肿胀、疼痛，张口受限。③有脓肿形成时，颞浅间隙可有凹陷性水肿，可触及波动感，而颞深间隙感染由于颞肌间隔，波动感不明显，主要靠全身感染体征、局部持续肿痛及 5～7 天的病程、经穿刺抽出脓液证实，可经 CT 辅助诊断。④患者高热、头痛，白细胞计数增高，颞深间隙感染者更明显。

（三）治疗方案

①静脉给予大剂量、有效抗生素，最好能有药敏试验结果参考给药，全身支持疗法是

必需的。②脓肿形成时，及时广泛切开引流；由于颞间隙位于骨质菲薄的颞骨鳞部，其感染有继发颞鳞部骨髓炎及颅内感染的可能，故切开引流应积极，引流应广泛有效；对于颞深间隙脓肿，原则上应将颞肌附着分离，以保证引流的彻底性。

四、咬肌下间隙感染

咬肌下间隙位于咬肌及下颌升支外侧之间。其感染常继发于智齿冠周炎，是口腔颌面部较多见的间隙感染之一，多为牙源性感染，常有下颌第 3 磨牙冠周炎病史，也可继发于下颌磨牙根尖病变及磨牙后区黏膜的创伤和炎症。另外，感染也可由颞间隙、颞下间隙、翼下颌间隙、颊间隙及腮腺炎症扩散而来。

（一）临床表现

通常全身症状不重，严重者及合并其他间隙感染者可出现发热、全身不适等症状。临床表现可因感染细菌的毒性及机体的抵抗力不同而有差异，可有畏寒、发热、头痛、全身不适、乏力、食欲减退、尿量减少、舌质红、苔黄、脉速等程度不等的中毒表现。患者常面部不对称，患侧出现以下颌支及下颌角为中心的咬肌区肿胀、压痛，咬肌因炎症激惹而变得坚硬，常不能扪及波动感。患者常张口受限，口腔卫生常较差，可查见下颌后牙根尖病变及下颌智齿冠周炎。

（二）诊断要点

根据典型临床表现可以作出诊断：主要表现为咬肌区的肿胀、疼痛和张口受限；常表现为以下颌支及下颌角为中心的咬肌区肿胀、压痛和张口受限，但脓肿形成时难以扪及波动感，病程 2 周以上者应考虑边缘性骨髓炎；穿刺可抽出脓液。

（三）治疗方案

①全身抗感染支持治疗。②及时进行口外切开引流。③炎症控制后处理病源牙。

（四）手术操作规范与技巧

1. 手术指征

查体有脓肿形成，或穿刺抽出脓液。

2. 手术步骤

第一，手术切口应位于下颌下缘 2 cm 左右，长 5~7 cm，切开皮肤、皮下和颈阔肌。

第二，在颈阔肌下分离至升支外侧脓腔。

第三，冲洗、放置引流管。

3. 手术注意事项

第一，手术切口应设计在口外，以便引流。

第二，手术切口应位于下颌下缘 2 cm 左右，避免术中波及面神经、下颌缘支。

第三，切口长度应有 5 ~ 7 cm，否则会引流不畅。

第四，如术中发现有边缘性骨髓炎形成，可早期安排死骨刮除术。

（五）围手术期处理

1. 术前准备

第一，口腔消毒。

第二，用抗生素前抽取标本进行脓液、血液培养。

第三，应常规行 X 线检查，以排除边缘性骨髓炎，如伴发边缘性骨髓炎，仅行切开引流是不够的。

第四，全身的抗感染支持治疗。

第五，可早期进行病灶牙的处理。

2. 术后处理

第一，给予全身支持治疗。

第二，全身应用抗生素，在没有血液、脓液培养结果时可以选择联合用药。

第三，每日用生理盐水冲洗切口，48 小时后如有留置引流，应更换引流条。

五、颞下间隙感染

颞下间隙位于颧弓深面，位置深且隐蔽，借眶下裂与眶内相通，借卵圆孔、棘孔与颅内相通。其感染常由相邻间隙扩散而来，上颌第 3 磨牙冠周炎及上颌后磨牙根尖周感染可直接引发颞下间隙感染。此外，行圆孔、卵圆孔阻滞麻醉，颞下区的封闭，可将感染带到该间隙。

（一）临床表现

往往有翼下颌间隙、颞间隙的感染史，上颌、下颌神经阻滞麻醉史及上颌磨牙的根尖病变或拔牙后感染病史。可有畏寒、发热、头痛、全身不适、乏力、食欲减退、尿量减少、舌质红等程度不等的中毒表现。对于出现头痛、高热、呕吐甚至昏迷的患者，应考虑海绵窦血栓性静脉炎的可能。颞下间隙的感染在面部常不出现明显的肿胀，检查时仅可在颧弓上下及下颌支后方有轻微的肿胀和压痛，可有明显的张口受限。常伴有邻近间隙，如颞间隙、咬肌间隙及颊间隙等感染，并出现相应表现，口内上颌后牙区可检出病源牙。

（二）诊断要点

根据典型临床表现可作出诊断：表现出明显的张口受限，仔细检查可发现颧弓上下及下颌后区有轻微的肿胀和深压痛，常伴有邻近间隙的感染，当感染扩散入颅后会出现颅内高压及脑膜刺激征的表现；可从口内上颌结节外侧向后上方穿刺，或从口外、颧弓下方与乙状切迹间向内穿刺，如有脓液应及时切开引流。

（三）治疗方案

①穿刺有脓液时应及时切开引流。②全身给予抗感染支持治疗，防治全身并发症。③如合并颞间隙、咬肌间隙等多间隙感染，可采用贯通式引流。

（四）手术操作规范与技巧

1. 手术指征

查体有脓肿形成，或穿刺抽出脓液。

2. 手术操作过程

口内：在上颌结节外侧，前庭沟底处切开，长约 2 cm，沿下颌喙突内侧分离至脓腔。

口外：在下颌角处作切口，长 3~5 cm，切开皮肤、皮下和颈阔肌，在颈阔肌下沿升支后缘向内上分离至脓腔。

3. 手术注意事项

手术操作应轻柔；口外切口应注意保护面神经；切开后应注意保持引流通畅。

（五）围手术期处理

1. 术前准备

口腔消毒；用抗生素前抽取标本进行脓液、血液培养。

2. 术后处理

同咬肌下间隙感染术后处理。

六、翼下颌间隙感染

翼下颌间隙位于下颌支内侧骨壁与翼内肌之间。前界为颞肌、颊肌及翼下颌韧带，后界为下颌支后缘及腮腺，上界为翼外肌下缘，下界为翼内肌所附着的下颌角内侧处。翼下颌间隙感染主要来源于下颌智齿冠周炎及下颌磨牙根尖周炎症的牙源性感染，以及相邻颞下、咽旁等间隙感染扩散引起，也可见于下牙槽神经阻滞麻醉后。

（一）临床表现

①翼下颌韧带区红肿、疼痛。②颌后区皮肤肿胀、压痛，下颌角内侧深压痛。③张口受限、吞咽疼痛、进食不适。④5~7 日病程者常有脓肿形成，可在下颌角内侧穿刺抽出脓液。⑤患者呈急性病容，发热，白细胞计数增高。

（二）诊断要点

根据病史及临床表现可作出诊断。

①病史：多有急性下颌智齿冠周炎史。②临床表现：翼下颌韧带区红肿、压痛；颌后区及下颌角内侧肿胀、压痛；张口受限；患者呈急性病容，发热，白细胞计数增高。

（三）治疗方案

①全身给予大剂量抗生素及支持疗法。②脓肿形成时，及时由下颌角下作弧形切开，在切开部分翼内肌附着进行引流；也可由翼下颌韧带外侧纵行切开进入翼下颌间隙建立引流通道。③炎症缓解后，治疗病灶牙。

七、舌下间隙感染

舌下间隙位于舌腹口底黏膜与下颌舌骨肌之间。上界为舌腹口底黏膜，下界为下颌舌骨肌及舌骨舌肌，前界及两外侧界为下颌舌骨肌线以上的下颌骨体内侧面，内侧界为颏舌骨肌及舌骨舌肌，后界止于舌根部。舌下间隙感染多由于下颌牙源性感染所致，以及口底黏膜的外伤、溃疡、舌下腺及下颌下腺的腺管炎症等引起。

（一）临床表现

①一侧舌下肉阜区及口底颌舌沟黏膜水肿，舌下襞肿胀，口底抬高，舌体移向健侧。②患者进食、吞咽、讲话困难，严重时有张口障碍和呼吸不畅。③脓肿形成，可由口底扪及波动感及穿刺抽出脓液；有时脓肿可由口底自行溃破溢脓。④患者可伴发热等全身症状。

（二）诊断要点

①一侧舌下肉阜区及口底颌舌沟黏膜水肿，舌下襞肿胀，口底抬高，舌体移向健侧，扪诊压痛明显，下颌下淋巴结可有肿大、压痛，下颌下腺腺体也受炎症刺激，有肿大、变硬、压痛。②患者进食、讲话困难，语言不清，似含橄榄状，重者表现为呼吸不畅。③脓肿形成，口底可扪及波动感，穿刺可抽出脓液。

（三）治疗方案

①全身给予大剂量抗生素。②脓肿形成时，及时在口底丰满波动区进行切开引流。

八、咽旁间隙感染

咽旁间隙位于咽腔侧方翼内肌、腮腺深部与咽上缩肌之间，呈倒立锥体形。底向上通颅底，尖向下达舌骨大角平面；内界为咽上缩肌，外界为翼内肌和腮腺深叶，前界在上方有颊咽筋膜与翼下颌韧带，下方在下颌下腺之上，后界为椎前筋膜的外侧部分。咽旁间隙感染多来源于牙源性的炎症，特别是下颌智齿冠周炎，也可由邻近组织感染，如腭扁桃体炎或邻近间隙感染扩散引起。

（一）临床表现

①咽侧壁红肿，可波及软腭、舌腭弓和咽腭弓，腭垂被推向健侧。②局部疼痛剧烈，吞咽和进食时更甚；如伴喉头水肿，则可出现声音嘶哑，以及不同程度的呼吸困难和进食呛咳。③颈部舌骨大角平面肿胀、压痛。④张口受限。⑤患者可伴发热等全身症状。

（二）诊断要点

①有急性下颌智齿冠周炎，或急性扁桃体炎，或有邻近间隙感染史。②咽部表现：咽侧壁红肿，局部疼痛剧烈，吞咽和进食时更甚。③颈部表现：颈部舌骨大角平面肿胀、压痛，下颌下及颈深上淋巴结肿大、压痛。④张口受限。⑤脓肿形成，可穿刺抽出脓液。⑥患者呈急性病容，发热，白细胞计数增高。严重时可出现语言不清、呼吸急促、脉搏浅快。

（三）治疗方案

①全身给予大剂量、有效抗生素及支持疗法，必要时给氧。②脓肿形成时，张口不受限患者，应及时由翼下颌韧带稍内侧纵行切开，进行引流；张口受限患者，应由下颌角以下做弧形切开，向前上、内分离组织进入脓腔，建立引流通道。③炎症控制后，治疗病灶牙。

九、下颌下间隙感染

下颌下间隙位于下颌下腺所在的由二腹肌前、后腹与下颌骨下缘形成的颌下三角内。底为下颌舌骨肌与舌骨舌肌，表面为皮肤、浅筋膜、颈阔肌和颈深筋膜浅层，下颌下间隙经下颌舌骨肌后缘与舌下间隙相续。下颌下间隙感染常来源下颌智齿冠周炎及下颌后牙根尖周炎、牙槽脓肿等牙源性感染，也可继发于下颌下淋巴结炎、化脓性下颌下腺炎等腺源性感染。

（一）临床表现

①下颌下三角区肿胀、压痛，如波及舌下间隙，则出现同侧口底肿痛体征。②脓肿形成、皮肤潮红、区域性凹陷性水肿，可扪及波动感，穿刺可抽出脓液。③患者可有发热等全身症状。

（二）诊断要点

①有下颌磨牙的化脓性根尖周炎、智齿冠周炎、牙周炎或下颌下淋巴结炎史。②下颌下三角区肿胀、压痛。③脓肿形成，皮肤潮红，可扪及波动感，穿刺可抽出脓液。④患者有发热，白细胞总数增高等症状。

（三）治疗方案

①全身给予大剂量、有效抗生素。②脓肿形成时，及时进行切开引流。③急性炎症控制后，治疗病灶牙。

第四节 牙髓病的诊断标准与治疗原则

一、可复性牙髓炎

可复性牙髓炎是牙髓组织以血管扩张、充血为主要病理变化的初期炎症表现，又称牙髓充血。在临床上若得到适当治疗，牙髓可恢复到原有状态。

（一）诊断标准

1. 诊断要点

第一，患牙对温度刺激一过性敏感，尤其对冷刺激更敏感，但无自发痛的病史。

第二，可找到引起牙髓病变的牙体损害或牙周组织损害疾病，如：患牙有近髓的牙体硬组织损害（深龋、深楔状缺损等）、𬌗创伤或有深牙周袋。

第三，患牙对温度测验（尤其冷测）一过性敏感，反应迅速，去除刺激后症状随即缓解。

第四，叩诊反应同正常对照牙，即叩痛（-）。

2. 鉴别诊断

（1）与深龋鉴别

第一，深龋时，患者也主诉患牙对温度刺激敏感，但临床用冰棒进行冷测正常牙面时，患牙反应正常，当冰水进入深洞内可出现疼痛，刺激去除后症状不持续。

第二，临床上若深龋与可复性牙髓炎难以区分，此时可按可复性牙髓炎的治疗进行处理。

（2）与慢性牙髓炎鉴别

第一，慢性牙髓炎一般有自发痛史。

第二，温度刺激去除后，疼痛持续时间较长久。

第三，临床上若可复性牙髓炎与无典型自发痛症状的慢性牙髓炎一时难以区分，可先按可复性牙髓炎的治疗进行处理（安抚），在观察期内视是否出现自发痛症状再明确诊断和进行下一步治疗。

（3）与牙本质过敏症鉴别

牙本质过敏症患牙往往对机械刺激（探、触）和化学刺激（酸、甜）更敏感，临床检查患牙无深龋洞，但有裸露的牙本质面，探针划探可探及敏感点。

（二）治疗原则

避免外界温度刺激，给牙髓恢复正常提供条件。第一，对因龋损或其他牙体疾病所致的可复性牙髓炎，可行安抚治疗或间接盖髓术。第二，对𬌗创伤所致的可复性牙髓炎，可行调殆处理。

二、不可复性牙髓炎

（一）急性牙髓炎

急性牙髓炎的临床特点是发病急、疼痛剧烈，这在临床上绝大多数是慢性牙髓炎急性发作的表现（龋源性者尤为显著）。无慢性过程的急性牙髓炎多出现在牙髓受到急性的物理损伤、化学刺激以及感染的情况下，如手术切割牙体组织所导致的过度产热、充填材料的化学刺激等。

1. 诊断标准

（1）诊断要点

第一，典型的疼痛症状：①自发性锐痛，阵发性发作或加剧，炎症牙髓化脓时可出现跳痛。②夜间疼痛较白天剧烈。③冷、热刺激可激发或加剧疼痛。炎症牙髓出现化脓或部分坏死时，可表现为"热痛冷缓解"。④放射性疼痛，沿三叉神经分布区域放射，常不能定位患牙。

第二，可查到引起牙髓病变的牙体损害或其他病因，如患牙有深龋或其他近髓的牙体硬组织疾病，或可见充填体，或可查到深牙周袋。

第三，牙髓温度测验结果以及叩诊反应可帮助定位患牙，患牙对温度测验可表现为极其敏感或激发痛，且刺激去除后疼痛持续一段时间。也可表现为热测激发痛，冷测疼痛缓解或迟钝。叩诊可有不适或轻度疼痛，即叩痛（±）或叩痛（+）。

（2）鉴别诊断

第一，与三叉神经痛鉴别：①疼痛发作多有"扳机点"。②冷、热刺激一般不引起疼痛。③三叉神经痛发作的时间很少在夜间。

第二，与龈乳头炎鉴别：①疼痛性质为持续的胀痛，多可定位。有时也出现冷、热刺激痛。②龈乳头局部充血、水肿，触痛明显。③患处两邻牙间有食物嵌塞的痕迹，或可问及食物嵌塞、刺伤等病史。④未查及引起牙髓炎的牙体损害及其他疾病。

第三，与上颌窦炎鉴别：①疼痛性质为持续性胀痛，上颌双尖牙和磨牙可同时受累，出现叩痛。②未查及引起牙髓炎的牙体疾病。③上颌窦前壁有压痛。④同时伴有头痛、鼻塞、流脓鼻涕等上颌窦炎的症状。⑤X线检查可见窦壁黏膜影像增厚。

2. 治疗原则

摘除牙髓，止痛，缓解急性症状。可行一疗次根管治疗。

（二）慢性牙髓炎

慢性牙髓炎是临床上最为常见的一种牙髓炎，可维持较长时间，临床症状有时不典型，容易误诊而延误治疗。

1. 诊断标准

（1）诊断要点

第一，自发性隐痛、钝痛或定时痛，多可定位，可有剧烈自发痛病史或长期冷、热疼痛史，可有食物嵌入洞内激发痛史，也可有无明显自发痛症状者。

第二，可查及深龋洞、充填体或其他近髓的牙体硬组织疾病，或是深牙周袋。洞内探诊较为迟钝。有时深探可引起较剧烈的疼痛和少量出血（溃疡性）；有时还可在洞内见到有突出的牙髓息肉（增生性）；也可有在去净腐质后仍无露髓孔者（闭锁性）。

第三，患牙对温度测验的反应多为迟缓性反应，尤其对热刺激的迟缓性疼痛反应更为明显；也可出现对冷、热敏感，或对冷迟钝；温度刺激去除后，症状常持续一段时间。

第四，叩诊轻度疼痛（＋）或不适（±），即叩痛（＋）或叩痛（±）。

临床诊断慢性牙髓炎一般不再细分为闭锁性、溃疡性和增生性。但探诊露髓并疼痛、出血，则明确为慢性溃疡性牙髓炎；对无典型临床表现的深龋洞患牙，在去腐未净时已经露髓，应诊断为慢性牙髓炎；年轻患者深大龋洞中呈现红色息肉且可探及洞底有较宽大的穿髓孔，并能判断出息肉来源于髓腔内的牙髓组织，应诊断为慢性增生性牙髓炎或牙髓息肉。

（2）鉴别诊断

第一，与深龋鉴别：①无自发痛。②患牙对温度测验的反应正常，仅在冷水进入深洞时才会出现一过性敏感，无迟缓性疼痛反应。③叩诊反应与正常对照牙相同，即叩痛（－）。

第二，与可复性牙髓炎鉴别：①无自发痛。②患牙对温度测验的反应仅为很短暂的持续，即一过性敏感。③叩诊同正常对照牙，即叩痛（－）。④如行安抚治疗，需密切观察患牙是否出现自发痛，以明确诊断。

第三，与牙龈息肉鉴别：①探查息肉蒂部，判明其来源于邻面牙间隙的龈乳头。②自蒂部切除息肉后，可见出血部位位于邻面龋洞龈阶的外侧龈乳头位置。

第四，与牙周膜息肉鉴别：①探查息肉来源于根分叉处。②可从根分叉处探及髓室底已穿通。③X线检查可辅助诊断。

第五，与干槽症鉴别：①患侧近期有拔牙史。②牙槽窝骨面暴露，出现臭味。③拔牙窝处邻牙虽有冷、热刺激痛和叩痛，但无明确的牙髓疾病指征。

2. 治疗原则

牙髓摘除后行根管治疗。有条件者可行一疗次根管治疗。

（三）残髓炎

残髓炎也属于慢性牙髓炎，发生在经牙髓治疗后的患牙。由于治疗中残留了少量炎症根髓或多根患牙遗漏了根管未做处理，进而在治疗后又出现慢性牙髓炎的症状，故称为残髓炎。

1. 诊断标准

第一，有牙髓治疗史。

第二，患牙治疗后的近期或远期又出现自发性钝痛、放射痛以及冷、热刺激痛等牙髓炎症状。也可有咬合不适感或轻度咬合痛。

第三，强温度刺激可引起迟缓性痛和叩诊轻度疼痛或不适，即叩痛（+）或叩痛（±）。

第四，探查根管至深部有感觉或疼痛，或发现遗漏根管且有探痛即可确诊。

2. 治疗原则

去除残髓或找到并处理遗漏根管，重做根管治疗。

（四）逆行性牙髓炎

1. 诊断标准

第一，患者有长期牙周炎病史。

第二，近期出现急、慢性牙髓炎表现，如冷、热刺激痛，自发痛等症状。

第三，患牙无引发牙髓病变的牙体硬组织疾病。

第四，患牙有严重的牙周炎表现，如深达根尖区或根分叉的牙周袋，牙龈水肿、充血，牙周袋溢脓；牙齿有不同程度的松动；叩诊轻度疼痛（+）～中度疼痛（++），叩诊呈浊音；X 线片显示广泛的牙周组织破坏或根分叉病变。

2. 治疗原则

第一，根据患牙牙周病变的程度和牙周治疗的预后决定是否保留患牙。

第二，患牙如能保留，先摘除全部牙髓，消除急性症状，再行牙髓治疗。

第三，同时进行牙周系统治疗。

第四，如牙周病变严重，治疗预后差，则可直接拔除患牙止痛。

三、牙髓坏死

（一）诊断标准

1. 诊断要点

第一，无自觉症状。可有自发痛史、外伤史、口腔正畸史或充填、修复史等。

第二，牙冠可存在深龋洞或其他牙体硬组织疾病，或是充填物、深牙周袋等也可见于有完整牙冠者。牙冠变色、无光泽。

第三，牙髓活力测验（温度测验和电活力测验）无反应。

第四，叩诊反应同正常对照牙或有不适，即叩痛（−）或叩痛（±）。

第五，牙龈无根尖来源的瘘管。

第六，X 线片示根尖周影像无明显异常。

第七，探深龋洞的穿髓孔无反应，开放髓腔时可有恶臭。

2. 鉴别诊断

与慢性根尖周炎鉴别：有窦型的慢性根尖周炎可在牙龈上发现根尖来源的窦道口。X线片表现为根尖周骨密度减低影像或根周膜影像模糊、增宽。

（二）治疗原则

年轻恒牙做根管治疗；发育完成的恒牙做根管治疗；成人恒牙也可做牙髓塑化治疗；可自髓腔内进行脱色治疗；牙髓治疗后，可行牙冠修复。

四、牙髓钙化

牙髓的血液循环发生障碍，可造成牙髓组织营养不良，出现细胞变性、钙盐沉积，形成微小或大块的钙化物质，又称髓石。髓石或是游离于牙髓组织中，或是附着在髓腔壁上；有时髓室内呈弥漫性钙化样，甚至造成整个髓腔闭锁或根管阻塞。弥漫性钙化多发生在外伤后的牙齿，也可见于经氢氧化钙盖髓治疗或活髓切断术后的病例。

（一）诊断标准

1. 诊断要点

第一，一般无临床症状，个别情况出现与体位相关的自发痛，也可沿三叉神经分布区放射。

第二，牙髓温度测验可表现为异常，如迟钝或敏感。

第三，X线片显示髓腔内有阻射的钙化物（髓石）或呈弥漫性阻射而致髓腔的透射影像消失。若同时显示有根尖周病变者，则诊断为慢性根尖周炎。

第四，询问病史可知，患者有外伤或氢氧化钙治疗史，可作为参考。

第五，需排除其他原因引起的自发性放射痛，并经过牙髓治疗，疼痛得以消失，方能确诊。

2. 鉴别诊断

与三叉神经痛鉴别：①髓石引起的疼痛无"扳机点"，主要与体位有关。②X线检查结果可作为参考。③经诊断性治疗（牙髓治疗）后，视疼痛是否消失得以鉴别。

（二）治疗原则

无症状者无须处理，其余则须根管治疗；根管不通而有根尖周病变的患牙，需做根尖手术。

五、牙内吸收

正常的牙髓组织变为肉芽组织，从髓腔内部开始吸收牙体硬组织，使髓腔壁变薄，严重者可造成病理性牙折。牙内吸收的原因不明，多发生于受过外伤的牙齿、再植牙及做过活髓切断术或盖髓术的牙齿。

（一）诊断标准

①多无自觉症状，也可出现自发痛、阵发性痛、放射痛和冷、热刺激痛等牙髓炎症状。②内吸收发生在髓室时，牙冠可见有透粉红色区域或暗黑色区。发生在根管内时，牙冠颜色无变化。③牙髓温度测验反应可正常，也可表现为敏感或迟钝。④叩诊同正常对照牙或不适，即叩痛（－）或叩痛（±）。⑤X线片显示髓腔内有局限性不规则的膨大透射区域，严重者可见吸收区穿通髓腔壁，甚至出现牙根折断线。⑥病史可作为参考。

（二）治疗原则

①彻底去除肉芽性牙髓组织。②根管治疗。③根管壁穿通者，可先修补穿孔，再做根管充填。④根管壁吸收严重，硬组织破坏过多，患牙松动度大者应予以拔除。

第五节　牙髓病治疗的基本方法

一、治疗原则及治疗计划

（一）治疗原则

牙髓是疏松结缔组织，被坚硬的牙本质包围，缺乏弹性和缓冲，而且其血液供应缺乏有效的侧支循环，所以牙髓组织一旦发生病变，则难以修复。牙髓病的治疗应尽可能保存活髓，如不能保存活髓，则应争取保存患牙。

1. 保存活髓

牙髓组织可形成牙本质，是牙体组织营养和水分的来源，可使牙齿对外界刺激产生防御性反应。对于牙髓病变处于早期的恒牙和根尖孔尚未形成的年轻恒牙，保存活髓是较理想的治疗方法。保存活髓的治疗方法主要有盖髓术、牙髓切断术等。

2. 保存患牙

对不能保存活髓的患牙，应去除病变牙髓，尽力保存患牙，以保持牙列的完整性，维护咀嚼功能。失去牙髓后，牙体硬组织变脆，易折裂，建议患者择期全冠修复患牙，使牙齿在无牙髓的情况下长时间维持功能。保存患牙的治疗方法主要有根管治疗术、塑化治疗术、根管外科手术等。

（二）治疗计划

在治疗原则的指导下，应根据患者和患牙的具体情况制订出合理可行的治疗计划。

1. 术前谈话

术前谈话的主要目的是与患者充分沟通，获取对制订治疗计划有价值的信息，以取得患者对治疗的积极配合。详细询问患者的既往史是术前谈话的重要内容之一。通过仔细询问，了解患者是否患有糖尿病、高血压、心脏病、出血性疾病等系统性疾病；有无传染病病史，如活动性肝炎、性病等；有无吸毒史和放、化疗史；有无精神病史或心理障碍等。此外，还应注意药物的过敏史和毒副作用。这些疾病看似与牙病关系不大，但有时会给牙髓病治疗带来严重隐患，影响根管治疗的疗程和疗效，从而引发医患纠纷。如严重的糖尿病患者和放疗患者对疾病的恢复能力较差，吸毒者对镇痛药物和抗感染药物不敏感，心理障碍患者常常对治疗结果认同性较差，对传染病患者则应采取严格的隔离措施等。

通过谈话交流，让患者了解治疗计划的基本情况。大多数患者对牙髓病的治疗并不熟悉，尤其是初次就诊的患者，往往对于治疗带有神秘感和畏惧感。良好的沟通有利于增强患者对医师的信任感，提高患者的配合度和对治疗结果的认同度。

2. 制订治疗计划

治疗计划的制订应征得患者的同意和认可，让患者有知情权、选择权。同一种疾病可能有不同的治疗计划，应根据患者的条件和患牙的状况制订合理可行的治疗计划。具体应考虑以下因素。

①牙体状况：牙体缺损程度及临床牙根长度，有无隐裂、吸收、根折等情况。②牙周情况：牙槽骨吸收情况、牙周袋深度及牙齿的松动度。③根管状况：根管的弯曲度、钙化程度，根尖孔的完整性。④根尖周状况：炎症的类型及病变的程度。⑤是否根管再治疗：有无台阶、侧穿。⑥患牙的位置及治疗的可行性。⑦患牙是否作为基牙以及在修复中承担的作用。⑧患者全身健康条件和经济状况。

一般来讲，只要患牙有保留价值而又有条件进行根管治疗的患者最好采用根管治疗，否则可选用姑息治疗方法；完全无治疗价值的患牙应选择拔除；有时尽管患牙条件较好，但由于患者全身健康状况欠佳，也可暂时放弃根管治疗；对于用根管治疗难以达到疗效的病例应配合根尖外科手术治疗。

在制订治疗计划时，应尽量把不同方法的优缺点、风险及预后给患者解释清楚，尊重患者自己的选择。但临床经验告诉我们，患者往往更愿意听从和信任医师的建议。因此，合理的建议和正确的引导是必要的。

二、治疗的可行性

治疗牙髓病前，应全面分析病例。了解患者及患牙的状态，明确治疗的必要性和可行性，选择有效的治疗方法。

（一）患者状态

患者的状态包括生理状态和心理状态。当患者的生理健康或心理健康严重受损时，牙髓病的治疗可能会变得复杂，甚至难以顺利完成。因此，必须重视对患者状态的了解从而进行正确判断。

1. 生理状态

（1）年龄

根管治疗适用于任何年龄的患者，但治疗中不同年龄段存在不同的治疗难点。对于幼儿患者，应注意控制他们的拒绝行为，以配合治疗。老年患者根管治疗的主要难点在于根管口隐蔽，根管钙化和组织修复功能较差等。

（2）健康状况

根管治疗没有绝对的全身禁忌证，但残疾和体质虚弱的患者往往难以承受复杂和长时间的治疗过程，因此要详细询问既往史，根据具体情况制订治疗计划。

①心血管疾病：严重心血管疾病患者的牙髓治疗，应与心血管疾病专家会诊后再进行处理。治疗时注意控制疼痛，缓解精神压力，缩短就诊时间。对于风湿性心脏病、先天性心脏病或做过心脏瓣膜置换手术的患者，应防止因根管治疗引起的感染性心内膜炎的发生。近6个月内有心肌梗死的患者不适合做根管治疗。②出血性疾病：出血性疾病患者在做根管治疗前应进行血液检验，并请内科医师会诊。在安置橡皮障夹、活髓摘除治疗等过程中要做好控制出血的准备。在做根管外科手术前必须进行抗纤溶治疗。③糖尿病：根管治疗前应预防性用药，防止急性牙髓感染影响糖尿病患者的病情控制，避免根管治疗时间过久影响患者的胰岛素治疗和用餐时间。对于重症糖尿病患者，应注意预防胰岛素性休克或糖尿病性昏迷的发生。④癌症：通过询问病史，了解癌症患者的病情，以选择治疗方法。可采取简单易行的方法缓解患者症状，提高咀嚼能力，改善精神状态。头颈部肿瘤患者放疗后易发生猖獗龋，可迅速发展为牙髓病或根尖周病，应选择根管治疗保留患牙，提高患者的生活质量。⑤艾滋病：艾滋病不是根管治疗的禁忌证，对艾滋病患者行根管治疗时，应采取严格的措施，预防交叉感染。⑥妊娠：妊娠期间的根管治疗，应注意控制疼痛与感染，暂缓行根管治疗等外科手术。⑦过敏反应：对高度过敏体质的患者，根管治疗前可预防性使用抗组胺类药物，防止发生过敏反应。

2. 心理状态

（1）恐惧

患者在根管治疗过程中由于恐惧疼痛、射线或治疗器械等，有可能表现出异常行为，对于这类患者要尽量安慰以取得配合。因恐惧而不愿按时复诊的患者，应告知其贻误治疗可能产生的不良后果。

（2）焦虑

患者因害怕治疗时的疼痛常产生焦虑情绪，在进行牙髓治疗前应判断患者是否过度焦虑。某些患者在治疗前往往掩饰其情绪，不愿告知医师，在治疗过程中却表现出不合作或其他异常。某些心血管疾病、呼吸系统或神经系统疾病患者甚至可能会因过度紧张、焦虑而危及生命。

恐惧和焦虑的控制主要包括非药物控制和药物控制两种方法。具体如下：①对患者应有同情心，医护人员应通过语言和表情对恐惧和焦虑的患者表示理解、同情和关怀，切忌训斥患者。②建立医患间良好、有效的交流，医者可通过简单的交谈和观察，与患者建立有效的交流，并获得患者的信任，以保证治疗的顺利进行。③改善就诊环境，就诊环境会影响患者的情绪，为减少环境噪声，减少患者之间的影响和干扰，应尽可能设立独立诊室。④缩短候诊时间，过长的等待会加重患者的焦虑情绪，应尽可能减短候诊时间。⑤合理安排首诊复诊时间。对过度恐惧和焦虑的患者，如果治疗周期较长，应缩短首次就诊治疗时间，首次就诊时解决主诉问题，缓解主要症状，循序渐进地进行。⑥药物控制，当非药物控制不能取得良好的镇静效果时，可采取药物控制，如口服地西泮（安定）类镇静剂等。

（3）心理性疼痛

心理性疼痛患者常主诉牙及颌面部疼痛，临床检查无口腔器质性病变。医师既要注意避免受患者或其家属的影响，将心理性疼痛诊断为器质性病变进行治疗，又要注意勿擅用精神治疗药物。

（二）患牙状态

根管治疗无牙位和年龄的限制，随着治疗技术和器械的发展，只要患牙有保留的价值，患者有适当的开口度并同意治疗，全口牙均可进行较为完善的牙髓治疗。牙髓治疗前，通过了解患牙的状态，可以判断牙髓治疗的难度和可行性。

1. 可操作性

根管治疗的可操作性及操作难度与下列因素有关。

①患牙类型：前牙一般为粗、直的单根单管牙，根管治疗难度较小，成功率相对较高；磨牙根管相对细小且弯曲，解剖变异多见，根管数目不定，根管治疗难度大。②患牙位置：前牙暴露充分，器械容易到达，患者易配合，根管治疗难度低；反之，后牙治疗难度增大。此外，牙异位或移位导致根管方向倾斜，也会增加根管治疗难度。③工作长度：工作长度影响根管预备器械的选择。牙体过长，器械不能完全到达，操作难度加大；牙体过短，器械的工作刃因侧方压力不够而使工作效率大大降低，治疗难度加大。④工作宽度：根尖孔粗大，易发生器械超出根尖孔和（或）超充，损伤根尖周组织，增加治疗难度。⑤根管形态：根管重度弯曲或呈 S 形的患牙，根管治疗时应选用适宜的预备器械和技术，以减少或避免根管预备并发症的发生。根尖孔未完全形成的患牙，需行根尖诱导成形术。⑥根管数目：根

管数目越多，管径越小，根管走向的变化就越多，治疗难度越大。临床上根管治疗失败的常见原因为遗漏根管。因此，在根管预备过程中，应始终持有怀疑态度，仔细检查，准确判断是否存在"额外"根管。⑦髓腔和根管钙化：髓石或弥散性髓腔钙化会阻碍根管治疗器械进入根管，增加治疗的难度。根管显微镜、钙螯合剂及超声预备器械等的应用有助于诊断和发现钙化根管。⑧牙根吸收：牙根吸收包括内吸收和外吸收，内吸收 X 线片表现为在髓腔内出现不均匀的膨大透射区。外吸收则表现为叠加于根管外的阴影。牙根吸收会增加牙髓治疗的难度，影响患牙预后。⑨邻近解剖结构：治疗中应注意牙根尖区邻近的组织结构，如上颌窦、鼻腔、颏孔及下颌神经管等。上颌牙根尖周炎症可能引起上颌窦或鼻腔感染，下颌牙根管预备过度或超充均可导致下牙槽神经感觉异常。颧突、隆凸以及牙拥挤、牙根重叠可造成 X 线片上根管及根尖区影像模糊，影响临床诊断和治疗。⑩其他因素：根管治疗难度还与治疗环境，术者诊疗水平，患者张口度、吞咽反射及牙科恐惧症有关。

2. 可修复性

现代根管治疗更注重对患牙剩余牙体组织的保存，随着修复材料和技术的不断完善，临床治疗中应最大限度地保存患牙。但当患牙因严重龋坏或牙折等导致剩余牙体结构难以保留及修复时，则无须行根管治疗。

3. 牙周状况

牙髓病治疗的预后与患牙的牙周状况直接相关，牙槽骨严重破坏和Ⅲ度松动患牙的预后较差，对伴有牙周病的牙髓病患牙，应进行牙周牙髓联合治疗。

4. 既往治疗

术者治疗前应了解患牙的既往治疗情况。患牙可能在既往治疗中由于根管预备或充填不完整，仍处于炎症状态而需再处理，再次治疗的操作难度往往会增大。

5. 保留价值

所有牙髓病患牙都应尽量通过牙髓治疗保留，临床上可能由于医师对治疗失去信心，或患者因时间或经济问题，影响根管治疗的实施或完成。对于无咬合功能的患牙，应考虑拔除。

三、感染的控制

交叉感染是在诊室内或医院中发生的患者与患者之间、医师与患者之间的感染传播，可由人与人直接接触或接触污染物传播。牙髓病的主要病因是细菌感染，口腔中的各种细菌，随时都可能污染牙体牙髓的治疗器械，因此，建立消毒、灭菌、无菌操作和防护措施有利于根管治疗。

（一）基本防护

1. 医护人员的个人防护

医护人员在治疗中应穿工作服，戴工作帽、口罩、手套。手是交叉感染传播的主要载体，治疗前后均应充分洗手。使用一次性手套，操作中手套破损应及时更换，戴手套后避免接触非操作必需的物品。手机放回治疗椅时车针朝内，避免划伤。整个治疗过程必须戴口罩，口罩湿润后应及时更换，必要时戴护目镜或塑料面罩。

2. 患者的防护

治疗前患者用 0.12% 葡萄糖氯己定或 0.02% 醋酸氯己定溶液漱口，可减少口腔内病原体的数量，并使用一次性胸巾隔离。

3. 工作环境的防护

诊室保持良好通风，定期进行空气消毒处理。常规用消毒剂处理工作台面和地面，并使用一次性防污膜。

（二）术区的隔离

1. 棉卷隔离法

将消毒棉球或棉卷置于患牙的颊、舌侧及唾液腺开口处，唾液较多的患者和儿童可配合使用吸唾器，此方法简单易行，较常用。

2. 橡皮障隔离法

橡皮障隔离法是利用橡皮的弹性紧箍于牙颈部，使牙齿与口腔完全隔离。根管治疗中正确使用橡皮障，可以隔离患牙、提供清晰的视野、保护口腔黏膜免受损伤、防止唾液污染和避免舌运动影响手术操作。橡皮障系统包括橡皮障、橡皮障架、橡皮障夹、橡皮障打孔器、橡皮障钳。

（三）器械的消毒和灭菌

所有的诊疗器械，使用前必须进行清洗、消毒及灭菌处理，并且注意存放。

1. 器械的清洗和消毒

口腔诊疗器械使用后应彻底清洗，以清除器械上的污染物和减少细菌数量。一般器械采用手工刷洗，对结构复杂、孔隙多的器械（如手机等）采用超声波清洗，干燥后进行消毒处理。消毒是指用物理或化学方法杀灭病原微生物（不包括芽孢），达到无害状态。口腔诊疗器械消毒方法主要采用物理消毒法，即干热或湿热高温消毒，而化学消毒法适用于不耐高温的器械。

2. 器械的包装

牙科手机在清洗与消毒后，注油养护，灭菌前应采用灭菌袋密封包装。

3. 器械的灭菌

灭菌是指杀灭或清除器械上的一切微生物（包括芽孢）的过程。口腔诊疗器械灭菌主要采用预真空压力蒸汽灭菌器。预真空压力蒸汽灭菌器在温度达到 134℃，维持 3~4 分钟，蒸汽压力达到 206 kPa 时，其灭菌效果稳定、可靠。

4. 器械的储存

灭菌处理后，贴好标签，注明灭菌日期。器械使用前应保持灭菌状态，在诊室内选择易于消毒、封闭的器械柜存放灭菌器械。灭菌器械应在有效期内使用，使用前检查其完整性。

四、疼痛的控制

牙髓组织发生病变时会产生剧烈疼痛，要求医师在临床操作时应实施无痛技术，使患者尽量在无痛状态下接受治疗。

（一）局部麻醉法

麻醉前需询问患者的药物过敏史、全身疾病史，针对不同情况选择适宜种类和剂量的麻醉剂，如对心血管疾病患者慎用含肾上腺素的麻醉药物。

1. 常用的局部麻醉方法

局部浸润麻醉：一般在患牙的唇颊侧前庭沟黏膜处进针，针尖抵达骨面时注射麻醉剂 $0.6 \sim 0.9$ mL，$3 \sim 4$ 分钟显效。适用于上、下颌前牙，上颌前磨牙和乳牙。

阻滞麻醉：适用于上、下颌磨牙以及局部浸润麻醉未能显效的下颌前牙。

牙周膜内注射：将麻醉剂注射于患牙的牙周间隙内，用以麻醉牙根。一般每个牙根注入麻醉剂 0.2 mL，不超过 0.4 mL。适用于其他麻醉方法效果不佳的患牙，患有严重牙周炎或牙龈炎的患牙不宜使用。

牙髓内注射：将麻醉剂直接注入牙髓组织。此法进针时较疼痛，注射前需告知患者。一般不采用该方法，适用于其他麻醉方法效果不佳时的追加麻醉。

2. 常用的局部麻醉注射器

抽吸式金属注射器是目前临床上常用的局部麻醉注射器，由注射器杆、注射剂槽、拇指环及相应的一次性注射针头、麻醉剂安瓿、保护卡组成。

抽吸式金属注射器使用时，首先把注射器杆向后抽拉，将麻醉剂安瓿放入注射剂槽，注射器杆回抽钩前推插入安瓿底部的橡皮底座，然后将一次性注射针头去掉针帽，插入注射器前端，穿透安瓿前部的橡皮底座，向前推动注射器杆进行注射。注射时以根尖部对应的唇颊侧黏膜处为进针点，注射针角度与牙体长轴垂直，进针至骨面，为避免骨膜下浸润所致的骨膜分离产生疼痛，可少量注射或稍后退并缓慢注入麻醉剂。

（二）失活法

失活法是指用化学药物放置于牙髓创面，引起牙髓血供障碍使牙髓组织失去活力的方法。使牙髓失活的药物称为失活剂。

1. 常用失活剂及其性能

多聚甲醛：多聚甲醛失活剂作用缓和，使用安全，封药时间为 2 周左右。

金属砷：金属砷失活剂又称慢失活剂或Ⅱ型失活剂，封药时间恒牙为5~7日，乳牙为2~4日。

2. 失活剂操作步骤及注意事项

第一，封失活剂前，应向患者说明封药的目的、药物具有的毒性、封药时间。

第二，清除龋洞内食物残渣和软化牙本质，在近髓处以锐利挖器或球钻暴露牙髓，动作要轻快。为避免发生剧烈疼痛，建议在局麻下进行开髓。

第三，隔湿，干燥窝洞，取适量失活剂放置于穿髓孔处暴露的牙髓组织表面，在失活剂表面放一疏松小棉球用于减压，用氧化锌丁香油酚粘固剂暂封窝洞，暂封材料放置时要与窝洞密合而不加压。

第四，注意事项：①牙髓已发生分解或化脓、炎症已波及根髓，患牙有叩痛，年轻恒牙（失活剂易扩散出根尖孔）、前牙（失活后牙冠变色）应禁忌使用；②失活剂用量要适宜，一般为小球钻大小；③失活剂一定要放置于牙髓组织表面，在深龋洞有息肉状表现时，必须注意与牙龈息肉和牙周膜息肉相区别；④对邻面、龈下龋洞封失活剂时，先用小棉球覆盖牙髓，在邻面用氧化锌丁香油酚粘固剂暂封，然后取出小棉球，换为失活剂，再用氧化锌丁香油酚粘固剂暂封，防止失活剂渗漏；⑤对失活剂扩散出根尖孔导致的化学性根尖周炎，应去除牙髓，反复用生理盐水冲洗根管，导入碘仿糊剂、二巯基丙酸钠溶液或氢氧化铁溶液，以中和失活剂；⑥对失活剂渗漏造成的牙龈和牙槽骨坏死，应先将坏死组织全部刮除，反复大量冲洗，然后在创面敷碘仿纱条，用氧化锌丁香油酚粘固剂暂封，2~3日换药一次，直至健康组织覆盖创面。

五、急症处理

大多数牙髓病患者就诊的原因是疼痛，因此，缓解疼痛是治疗时首先要解决的问题。

（一）急性牙髓炎的应急处理

1. 开髓止痛法

开髓止痛法是传统治疗方法。在局麻下开髓，将樟脑苯酚棉球或氧化锌丁香油酚棉球放置于开髓孔处，术后2~4日复诊。

2. 直接失活法

局麻下开髓，在牙髓组织断面放置失活剂后，用氧化锌丁香油酚粘固剂封闭窝洞，使牙髓失活而止痛。

3. 直接去髓术

局麻下开髓、拔髓、冲洗、干燥，髓室或根管内放置氢氧化钙粘固剂消毒，用氧化锌丁香油酚粘固剂封闭窝洞1周。该法在局麻下一次性拔除牙髓后根管内封药，对急性牙髓炎的镇痛效果最好。

（二）急性根尖周炎的应急处理

1. 开髓引流

常规开髓，必要时在局麻下进行。先用 10 号或 15 号根管锉疏通根尖孔，建立经根尖孔的引流通道，然后用 3% 过氧化氢和 0.5% ~ 5.25% 次氯酸钠溶液交替冲洗根管，在根管内放置无菌棉捻，待急性炎症控制后再做进一步处理。

2. 调整咬合

应调骀磨改使患牙咬合降低。磨改可以减轻咬合疼痛，缓解症状，避免或减少牙齿发生折裂。

3. 切开排脓

急性化脓性根尖周炎发展至骨膜下脓肿或黏膜下脓肿阶段时，应在局麻下切开排脓。切开排脓时机应选择在急性炎症的第 4 ~ 5 日，局部有较明显的波动感时。切口位置应选择在脓肿最低处或波动感明显处，较深的脓肿切开后应放置橡皮引流条，每日更换 1 次。

4. 消炎镇痛

在完成上述治疗措施后，配合使用抗生素和镇痛药物，以消除急性炎症和控制疼痛。

第五章　根尖周病

第一节　根尖周组织生理学特点及根尖周病的分类

根尖周病是指发生在牙根尖周围组织，如牙骨质、根尖周围的牙周膜和牙槽骨等的炎症性疾病，又称根尖周炎，多为牙髓病的继发病。

一、根尖周组织生理学特点

根尖周组织是指根尖部的牙周组织，包括牙骨质、牙周膜和牙槽骨，其组织生理学特点与牙髓有着明显的不同。

（一）牙骨质

1. 分布

牙根冠方 2/3 的牙骨质为薄的板层状结构，根尖 1/3 的牙骨质为较厚的不规则的板层状结构，多为细胞性牙骨质。

2. 功能

（1）基本功能

将牙周膜的主纤维附着于根面上。

（2）补偿功能

正常情况下，根尖 1/3 不断有细胞性牙骨质的沉积，以补偿牙冠的磨耗。牙骨质不断沉积使牙根不断增长和使根尖孔逐渐缩小；根尖孔过度缩小将影响血流进入牙髓，诱发牙髓的退行性或增龄性变化。虽然牙根的长度在不断增加，但如果以牙本质牙骨质界为测量标准，根管工作长度却在不断减少；在根管充填后，根尖牙骨质持续性沉积将增加牙本质牙骨质界与根尖孔之间的距离。

（3）修复功能

牙骨质有修复功能。在牙根部分牙骨质有折断或因吸收而有缺损时，当炎症消退后，则可见折断或缺损的表面有新生的牙骨质来修补。又如当牙根某处间隙增宽时，则可见该部分牙骨质增生出来填补增加的宽度，以便维持根部牙周间隙的正常宽度。但这种修复功能必须在牙骨质的生活能力较强时才有可能出现。此外，由于牙骨质具有增生的能力，牙根表面面积可因牙骨质增生而增加，由此增加牙周膜内主纤维的附着面积，使牙齿在牙槽窝内更加稳固。在根尖诱导成形术后，牙骨质在根端硬组织屏障形成中也具有重要作用。

（二）牙周膜

1. 分布

牙周膜位于牙骨质与牙槽骨的间隙中，由成束的胶原纤维和其间的疏松结缔组织构成。

2. 功能

牙周膜的功能主要有：①牙周膜呈放射状排列，一端埋在牙骨质内，一端埋在牙槽骨，具有悬吊和支持牙的作用；②牙周膜内分布有触觉感受器和疼痛感受器，能够发挥本体感受功能和参与防御反应，当根尖周组织发生炎症时，患者既可感受到疼痛，又能指出患牙所在；③侧支血液循环丰富，能较好地清除炎性产物，使病变在接受合理治疗后易恢复和痊愈；④牙周膜丰富的血液供应有营养牙骨质的功能；⑤牙周膜内未分化的间质细胞，在炎症过程中可分化成各种细胞，如成牙骨质细胞、成骨细胞或破骨细胞等。牙根发育过程中上皮根鞘的胚叶细胞残余部分即牙周上皮剩余，在根尖周囊肿的形成中起重要作用。

牙周膜的血供主要有三个来源：①牙槽动脉在进入根尖孔前的分支；②牙槽的血管通过筛状孔进入牙周膜；③牙龈血管也可分支到牙周膜。经过治疗的无髓牙或死髓牙仍能保留在颌骨内并行使咀嚼功能，就是借助于牙周膜的联系和营养。牙周膜的淋巴系统也较为丰富，在炎症时所属淋巴结可肿大，有压痛。

（三）牙槽骨

牙槽骨由固有牙槽骨和支持骨组成。固有牙槽骨为薄层致密骨，构成牙槽窝的内壁，它在 X 线片上呈围绕牙根的连续阻射白线，又称硬骨板。持续性根尖周炎症可导致硬骨板的吸收，在 X 线片上表现为阻射白线的模糊、中断甚至消失。但硬骨板无机物被吸收需在 30% ~ 50%，X 线片才有表现，因此，早期根尖周病变不一定能通过 X 线检查出来。固有牙槽骨上有许多小孔，它们是血管、神经进出的通道，亦称筛状板。筛状特点造成了一个有让性的环境，炎症时可得到一定的引流，故根尖周炎压力引发的疼痛远没有牙髓炎疼痛剧烈。

二、根尖周病的分类

根尖周病可表现为急性和慢性两种形式。

（一）急性根尖周炎

急性根尖周炎分为两种。

第一，急性浆液性根尖周炎：患牙有浮起感，患牙组织肿胀、咬合疼痛。第二，急性化脓性根尖周炎：①根尖脓肿；②骨膜下脓肿；③黏膜下脓肿。

（二）慢性根尖周炎

慢性根尖周炎分为四种：①根尖周肉芽肿；②慢性根尖周脓肿；③根尖周囊肿；④根尖周致密性骨炎。

第二节　根尖周病的临床表现及诊断

根尖周病主要由根管内的感染通过根尖孔作用于根尖周组织而引发，当根管内病原刺激物的毒力很强，而机体抵抗力较弱时，病变会以急性的形式表现出来；反之，若机体抵抗力较强，而病原刺激较弱或治疗不彻底时，病变则呈慢性表现。不经过完善的牙髓治疗，已遭破坏的根尖周组织就难以完全恢复正常。

一、急性根尖周炎的临床表现及诊断

急性根尖周炎指的是自根尖周牙周膜出现浆液性炎症反应至根尖周组织的化脓性炎症的一系列反应过程，是一个病变程度由轻到重、病变范围由小到大的过程。急性根尖周炎的进展是一个连续的过程，由浆液期逐步发展为化脓期的根尖脓肿、骨膜下脓肿、黏膜下脓肿，还可能会发展成为牙槽骨的局限性骨髓炎，严重时还可能会恶化成颌骨骨髓炎。病变的进展虽然是一个连续的过程，但由于侵犯的范围不同，上述几个阶段，每一个不同的发展阶段的临床表现各有特点，应急处理方法也不尽相同。在根尖周组织的炎症发展过程中，由于渗出、水肿造成的局部压力的聚集和炎症介质的化学作用，临床上以患牙及其周围组织的肿痛为主要表现。原发性急性根尖周炎较少见，临床上多为慢性根尖周炎的急性发作。

成人的急性根尖周炎多是由牙髓病变致使牙髓组织大部分或全部坏死后，根管内的感染物质通过根尖孔作用于根尖周组织，引起局部组织发生的炎症。此外，也可由根管的机械或化学刺激引起，少数也可因外伤或咬合创伤所致。后者多为活髓牙，其临床表现和治疗原则也与前者略有不同。乳牙和年轻恒牙罹患牙髓炎时，由于患牙根尖孔较粗大，牙髓组织血运丰富，感染易扩散，在牙髓炎的早期便可合并急性根尖周炎。

（一）急性浆液性根尖周炎

1.临床病理

急性浆液性根尖周炎又称为急性根尖周炎的浆液期，是根尖周炎发生的初期。主要病理表现为根尖部牙周膜内血管扩张、出血，渗出物以血浆为主，局部组织呈现水肿，随即有多形核白细胞浸润。此刻的根尖部牙骨质及其周围的牙槽骨尚无明显变化。

急性浆液性根尖周炎的临床过程往往很短，如果细菌毒力强，机体抵抗力弱，局部引流不畅，则很快发展为化脓性炎症；反之，如果细菌毒力弱，机体抵抗力较强，炎症渗出又得到了引流，则可转为慢性根尖周炎。

2. 临床表现

（1）症状

主要为患牙咬合痛。这是因为根尖周膜充血、水肿而表现出来的症状。患牙初期只有发木、浮出、发胀感、咬合时患牙与对颌牙早接触等不适感。此时，一般无自发痛或只有轻微钝痛，有时患者还可诉有咬紧患牙反而稍感舒服的感觉，这是因为渗出物较少，咬合的压力可暂时缓解局部血管的充血状态，使根尖周膜因组织水肿所形成的压力得到减轻所致。当病变继续发展，根尖周膜内渗出物淤积，牙周间隙内压力升高，患牙浮出和伸长感逐渐加重，出现自发性、持续性钝痛。咬合时不仅不能缓解疼痛，反而因咬合压力增加了根尖部组织的负担，刺激了神经，引起更为剧烈的疼痛，患者因而不愿咀嚼，影响进食。由于疼痛是因牙周膜神经受到炎症刺激而引起的，所以患者能够指明患牙，疼痛范围局限于患牙根部，不引起放射。

（2）检查

第一，患牙可见龋坏、充填体或其他牙体硬组织疾病，或可查到深牙周袋，牙冠变色。

第二，牙髓电活力测验无反应，但乳牙或年轻恒牙对牙髓电活力测验可有反应，甚至出现疼痛。

第三，叩诊疼痛（+）~（++），触压患牙根尖部位出现不适或疼痛。牙龈尚无明显异常。

第四，患牙可有Ⅰ度松动。

第五，X线检查根尖周组织影像无明显异常表现。

3. 诊断要点

第一，患牙有典型的咬合疼痛症状。

第二，对叩诊和扪诊的反应。

第三，对牙髓活力测验的反应并结合患者的年龄，患牙所具有的牙髓病史、外伤史以及不完善的牙髓治疗史均可作为参考。

（二）急性化脓性根尖周炎

1. 临床病理

急性化脓性根尖周炎又称急性根尖周炎的化脓期，多是由急性浆液期发展而来的，也可由慢性根尖周炎转化而来，在此阶段通常称作急性牙槽脓肿或急性根尖周脓肿。

在急性根尖周炎的化脓阶段，白细胞，尤其是多形核白细胞浸润增多，根尖周膜中的炎症细胞被细菌及其产生的毒素破坏致死。细胞溶解、液化并积聚形成脓液，分解、坏死的白细胞释放出组织水解酶（如胶原酶），致使牙周韧带破坏。最初，脓液只局限在根尖孔附近的牙周膜内，炎症细胞浸润主要在根尖孔附近的牙槽骨骨髓腔中，此阶段称为根尖周脓肿阶段。若根尖部的脓液得不到通畅的引流，其必向根尖周围更广泛的区域扩散，并从组织结构较薄弱处突破。积聚在根尖附近的脓液可通过以下三种方式排出：通过骨髓腔突破骨膜、黏膜或皮肤向外排脓；通过根尖孔经根管从冠部缺损处排脓；通过牙周膜从龈沟或牙周袋排脓。

（1）通过骨髓腔突破骨膜、黏膜或皮肤向外排脓

炎症细胞自根尖附近的牙槽骨骨髓腔迅速在牙槽骨内蔓延，脓液穿过骨松质到达骨外板，再通过骨皮质上的营养孔到达骨膜下。由于骨膜坚韧、致密，不易穿破，脓液在此处积聚，造成局部压力增高，此阶段称为骨膜下脓肿阶段。当骨膜下的脓液积聚达到相当的压力时，骨膜破裂，脓液流注于黏膜下或皮肤下，构成黏膜下脓肿或皮下脓肿。此时疼痛明显减轻，但软组织水肿更明显。最后，脓肿破溃，脓液排出，急性炎症缓解，转为慢性炎症。

上述是急性根尖周炎最常见的、典型的排脓途径。这种排脓途径较为复杂，并常伴发颌面部蜂窝织炎。脓液突破的方向及破口的位置与根尖周组织的解剖关系十分密切，临床上可见以下四种排脓途径。

第一，穿通骨壁突破黏膜。牙槽骨唇、颊侧的骨壁较薄，一般情况下上颌前牙、上颌后牙颊根以及下颌牙的根尖周脓肿多从牙槽骨的唇、颊侧骨板穿出，形成骨膜下脓肿或黏膜下脓肿，最终在口腔前庭排脓。若患牙的根尖偏向舌（腭）侧，或为上颌后牙的腭根，脓液则可穿过舌、腭侧骨板在固有口腔中排脓。破溃于口腔黏膜的排脓孔久不愈合则形成窦道，称为龈窦。

第二，穿通骨壁突破皮肤。有少数病例根尖部的脓液不在口腔内排脓，而是穿通骨壁后绕过龈颊沟从皮肤排出，久之形成皮窦。如下颌切牙的根尖周脓肿有时可穿通颏部皮肤，形成颏窦；上颌尖牙的根尖脓肿可向同侧眼眶的内下方皮肤排脓，形成面窦；下颌磨牙的根尖部脓液也可排放于颊部皮肤，形成颊窦。

第三，突破上颌窦壁。上颌前磨牙和磨牙牙根与上颌窦相毗邻，当上颌窦处于低位时，上述牙尤其是上颌第二前磨牙和第一、二磨牙的根尖部分就可能被包被在上颌窦当中。此时它们若发生根尖周炎，可累及上颌窦而并发上颌窦炎，甚至其脓液有可能穿通薄层上颌窦壁向上颌窦内排脓。这种情况在临床上较为少见。

第四，突破鼻底黏膜。当上颌中切牙的牙槽突很短而牙根又很长时，其根尖部的脓液有可能在穿通唇侧骨壁后，继续沿骨膜上行而流注于鼻底黏膜下形成脓肿，脓肿破溃后向鼻腔内排脓。这是一种极为罕见的排脓途径。

（2）通过根尖孔经根管从冠部缺损处排脓

这种排脓方式对根尖周组织的破坏最小。患牙以此方式进行排脓需具备下述条件：根

尖孔粗大、根管通畅、冠部缺损（如龋洞）呈开放状态。患有急性根尖周炎的成人患牙很难同时具备这三个条件，因此，在临床上应尽早将髓腔开通进行引流，在根尖部脓液尚未广泛扩散到牙槽骨骨松质时，促使其由此通路排放，尽量减轻炎症对根尖周围组织的损伤。

（3）通过牙周膜从牙周袋或龈沟排脓

成人患牙经此方式排脓多发生于同时患有牙周病的情况下，通常预后很差。因根尖部的脓灶与牙周袋底接近，脓液易从该薄弱的牙周膜结缔组织处突破而向牙周袋内排放，形成牙周窦道。在脓液经此途径引流的过程中，牙周膜纤维遭到严重破坏，加重了牙周病病变，使患牙更为松动，甚至导致患牙脱落。在临床上经此通路进行引流的还有另一种情况，即乳牙发生根尖周脓肿时，由于儿童的牙周膜组织较为疏松，根尖部的脓液可顺牙周间隙扩散，从龈沟排出。但是，此时患者机体正处于生长发育阶段，修复再生的能力较强，患牙又不伴有牙周病，当局部的急性炎症被消除并经完善的治疗后，遭受损伤的牙周组织仍能愈合并恢复正常。

2. 临床表现

在急性化脓性根尖周炎的病理过程中，依脓液相对聚集区域的不同，临床上亦分别表现为各具特点的三个阶段，即根尖周脓肿、骨膜下脓肿以及黏膜下脓肿。

（1）根尖周脓肿

症状：患牙出现自发性、强烈、持续的跳痛，伸长感加重，咬合时患牙先接触并引起剧痛。

检查：①患牙叩痛（++）~（+++），牙齿松动Ⅱ~Ⅲ度。②根尖部牙龈潮红，但尚无明显肿胀；扪诊感轻微疼痛。③相应的下颌下淋巴结或颏下淋巴结可有肿大及压痛。④牙髓活力测验无反应，但乳牙或年轻恒牙对牙髓活力测验可有反应，甚至出现疼痛。⑤若由急性浆液期发展而来，根尖周组织X线片无明显异常表现或仅有牙周间隙增宽；若由慢性根尖周炎转化而来，X线片则显示有根尖周骨质破坏透射区（详见慢性根尖周炎相关内容）。

（2）骨膜下脓肿

症状：患牙的持续性、搏动性跳痛更加剧烈，因骨膜坚韧、致密，脓液集聚于骨膜下所产生的压力很大，病程至此，疼痛达到最高峰，病期多已3~5日，患者感到极度痛苦。患牙更觉浮起、松动，即使是不经意地轻触患牙，如说话时舌、颊部碰触患牙，亦感觉疼痛难忍。患者常诉因疼痛逐日加剧而影响睡眠和进食，还可伴有体温升高、身体乏力、失眠、烦躁等全身症状。

检查：①患者呈痛苦面容，精神疲惫。体温可有升高，约38℃。末梢血常规示白细胞计数多在（10~12）×10⁹/L。患牙所属区域的淋巴结可出现肿大和触痛。②患牙叩痛明显（+++），松动Ⅲ度，根尖区牙龈潮红、肿胀，黏膜转折处变浅、变平，有明显的压痛，扪诊深部有波动感。③严重病例可出现颌面部蜂窝织炎，表现为软组织肿胀、压痛，致使面容改变。如患牙为上颌切牙，可引起上唇肿胀；上颌前磨牙及磨牙患病可引起眶下、面部肿胀；下颌牙患病可引起颏部、下颌部肿胀；有时下颌第三磨牙的根尖周化脓性炎症可导致张口受限，甚至引起口底蜂窝织炎。

骨膜下脓肿又叫牙槽骨骨膜炎或颌骨骨膜炎，此时，局部症状极为明显，但全身症状仍较轻。若全身症状加重，则应高度警惕，防止出现颌骨骨髓炎和败血症等严重并发症。

（3）黏膜下脓肿

症状：由于黏膜下组织较疏松，脓液到达黏膜下时，压力已大为降低，自发性胀痛及咬合痛也随之减轻。全身症状缓解，体温及末梢血常规示白细胞计数均有下降。

检查：①患牙叩痛（+）～（++），松动Ⅰ度。②根尖区黏膜的肿胀已局限，呈半球体隆起，扪诊时有轻度压痛，波动感明显，脓肿较表浅而易破溃。有些病例患牙所属区域的淋巴结仍可触及，有压痛。

3. 诊断要点

主要依据患牙所表现出来的典型的临床症状及体征，由疼痛及红肿的程度来分辨患牙所处的炎症阶段。在根尖周脓肿阶段，其持续性跳痛可与浆液期相鉴别。骨膜下脓肿阶段，疼痛极为剧烈，患牙根尖周部红肿明显，叩诊能引起剧烈疼痛，且可伴有全身症状。发展到黏膜下脓肿阶段时，则疼痛有所减轻，且黏膜下肿胀明显而局限。急性根尖周炎从浆液期到化脓期的三个阶段是一个移行过渡、逐渐发展的过程，不能截然分开，在临床上只能相对地识别上述各阶段。根据症状及检查作出各阶段的诊断是至关重要的，因为各阶段都有其相应有效的应急处理措施。

继牙髓病而来的急性根尖周炎，X线片上看不出根尖周部有明显改变，而慢性根尖周炎急性发作时，则从X线片上可见根尖周部有不同程度的牙槽骨破坏所形成的透射区。

4. 鉴别诊断

这里主要论述急性根尖周脓肿与急性牙周脓肿的鉴别。

牙周脓肿多是在患牙出现了涉及多个牙面的深牙周袋，或牙周袋迂回曲折，而位于牙颈部的袋口软组织较紧窄时，导致位于牙周袋壁或深部牙周组织中的脓液不能从袋口引流，而于袋壁软组织内形成局限性肿胀。多发生在牙周炎的晚期，一般为急性过程。在临床上表现为患牙的唇（颊）侧或舌（腭）侧牙龈出现椭圆形或半球体的肿胀突起，肿胀部位的牙龈红肿光亮，扪诊有波动感。患牙可有搏动性疼痛、浮起、松动、咬合痛等症状和体征。但是，由于急性根尖周脓肿（急性牙槽脓肿）与急性牙周脓肿的感染来源和炎症扩散途径不同，因此，两者在临床上的表现是有区别的，鉴别点通常也是较明确的。前已述及，急性根尖周脓肿的患牙多由于牙体疾病（如龋病）继发牙髓感染，终至根尖周组织发生炎症性病变，炎症以根尖部为中心并向周围的牙周组织蔓延扩散。而急性牙周脓肿的感染源为牙周袋内的病原体，在临床上，患牙除具有急性脓肿的表现外，还有深牙周袋形成、袋口溢脓、牙槽骨吸收和牙齿松动等牙周炎的表现。但是，有时患牙同时合并牙周和牙髓、根尖周组织的病变，如急性根尖周炎在根尖周脓肿发生后经牙周膜向牙龈沟排脓，或有长期牙周炎病史的患牙在发生牙周脓肿的同时，感染已经逆行引起牙髓坏死，甚至出现牙周的骨质破坏与根尖区的病变相连通。在这些情况下，临床上有时易将两者混淆，增加鉴别的难度。

二、慢性根尖周炎的临床表现及诊断

慢性根尖周炎是指根管内由于长期有感染及病原刺激物的存在，根尖周围组织呈现出慢性炎症反应，表现为炎症性肉芽组织的形成和牙槽骨的破坏。常因牙髓坏死、牙髓坏疽、牙髓治疗失败和急性根尖周炎未彻底治愈引起。根尖周组织所受到的这种损害是可以被修复的，一旦根除了根管内的病原刺激物，根尖部的炎症肉芽组织就会转化成纤维结缔组织，成骨细胞活动会产生新骨，修复已破坏了的牙槽骨，重建牙周膜。慢性根尖周炎一般没有明显的疼痛症状，病变类型可有根尖周肉芽肿、慢性根尖周脓肿、根尖周囊肿和根尖周致密性骨炎。

（一）临床病理

1. 根尖周肉芽肿

根尖周肉芽肿是慢性根尖周炎中最常见的一种病变类型。根尖周病变区骨组织破坏，被肉芽组织所替代。肉芽组织中有淋巴细胞、浆细胞、吞噬细胞和少量中性粒细胞浸润，并有纤维细胞和毛细血管增生。肉芽组织的周围常有纤维性被膜及呈条索状或网状的上皮增殖。这种以炎症性肉芽组织形成为主要病理变化的慢性根尖周炎即为根尖周肉芽肿。根尖周肉芽肿大小和形态不一，拔牙时往往连同牙根尖一同拔出。

2. 慢性根尖周脓肿

慢性根尖周脓肿是局限于根尖周区的慢性化脓性炎症。随着病程的进展，炎症性肉芽组织的体积不断增大，病变中央的组织细胞发生坏死、液化，形成脓液并潴留于根尖部的脓腔内，成为慢性根尖周脓肿，又称慢性牙槽脓肿。脓液中主要是多形核白细胞和单核细胞，周围有密集的淋巴细胞和浆细胞。根据是否有窦道形成，临床上分为有窦型慢性根尖周脓肿和无窦型慢性根尖周脓肿。有窦型根尖周脓肿可穿过牙槽骨及黏膜形成牙龈窦道，或穿通皮肤形成皮肤窦道，从窦道口往外排脓，不易转化为急性炎症，而无窦型根尖周脓肿容易转化为急性根尖周脓肿。

3. 根尖周囊肿

根尖周囊肿是有上皮衬里、充满液体、被肉芽组织包绕的根尖周病变。根尖部的炎症肉芽组织内有发育期间遗留的牙周上皮剩余，在慢性炎症的长期刺激下，其增殖为上皮团块或上皮条索。增生的上皮团块中心部分由于营养障碍，发生液化变性，渗透压增高，吸引周围组织液，形成小囊腔，囊腔逐渐扩大形成根尖周囊肿。囊壁内层为完全或不完全的上皮衬里，外层为致密的纤维结缔组织包绕。囊腔中充满囊液，含丰富的胆固醇结晶。囊肿增大时，周围骨质发生压迫性吸收，压迫邻牙致牙根吸收。

根尖周肉芽肿、慢性根尖周脓肿和根尖周囊肿三者之间联系密切，可相互转变。

4. 根尖周致密性骨炎

当根尖周组织受到轻微、缓和、长时间的慢性刺激，而机体抵抗力很强时，根尖部的牙槽骨不发生破坏，反而表现为骨质的增生，形成围绕根尖周围的一团致密骨。肉芽肿也可呈现修复性反应，炎症减轻，吸收处骨质重新沉积，骨小梁增生，骨髓腔缩小，骨髓被纤维组织取代，故称为根尖周致密性骨炎。多发生在年轻患者的下颌后牙处，对健康无害，可认为是机体的一种防御性反应，不需治疗。

（二）临床表现

1. 症状

一般无明显的自觉症状；有的患牙可有咀嚼不适感，咬合无力。也有因主诉牙龈起脓包而就诊者。多可追问出患牙有牙髓病史、反复肿痛史，或牙髓治疗史。

2. 检查

第一，患牙可查及深龋洞或充填体，以及其他牙体硬组织疾病。

第二，牙冠变色，失去光泽。深洞内探诊无反应，牙髓活力测验无反应。

第三，患牙对叩诊的反应无明显异常或仅有不适感，一般不松动。

第四，有窦型慢性根尖周炎者可查及窦道开口。龈窦常呈粟粒大小的乳头形状。在皮肤表面开口的窦道（皮窦）多为黄豆大小的肉芽肿样。挤压窦道，有时可有脓液溢出，也有窦道口呈假性闭合的状态。应注意窦道与患牙的关系。窦道口大多数位于患牙根尖部的唇、颊侧牙龈表面，也有开口于患牙舌、腭侧牙龈者，偶尔还可见开口位于远离患牙根处，如上颌第二磨牙的窦道有时开口于上颌尖牙或前磨牙根尖部相对应的牙龈处。此时应通过认真仔细的检查找出窦道口与患牙的关系，必要时可自窦道口插入诊断丝拍摄 X 线片以确定窦道的来源，以免将窦道口附近的健康牙误诊为患牙。

第五，根尖周囊肿的大小不定，可由豌豆大小到鸡蛋大小。小囊肿在牙龈表面多无异常表现，囊肿发展至较大时，可见患牙根尖部的牙龈处呈半球体隆起，不红，扪诊时有乒乓球的手感，富有弹性。囊肿过分增大时，因周围骨质吸收并压迫邻牙，造成邻牙移位或使邻牙牙根吸收。

第六，X 线检查显示患牙根尖区有骨质变化的影像。不同类型的慢性根尖周炎在 X 线片上各有特点。①根尖周肉芽肿：根尖部有圆形的透射区，范围较小，一般直径不超过 1 cm。②慢性根尖周脓肿：透射区边界不清楚，形状也不规则，周围骨质较疏松而呈云雾状。③根尖周囊肿：较小者在根尖片上显示的透射影像与根尖周肉芽肿难以区别，大的根尖周囊肿可见有较大的圆形透射区，边界很清楚，并有一圈由致密骨组成的阻射白线围绕。④根尖周致密性骨炎：表现为根尖部骨小梁致密紊乱，边缘不清晰，骨质呈局限性的致密阻射影像，无透射区，多见于下颌后牙。

（三）诊断要点

①自觉症状不明显，可出现牙龈脓包。②患牙 X 线片上根尖区骨质破坏的影像为确诊的依据。③将患牙牙髓活力测验结果结合患者年龄作为重要的参考。④病史及患牙牙冠情况也可作为辅助诊断指标。

由于慢性根尖周炎的各种类型单纯依据临床表现是很难区别的，即使借助 X 线检查，也并不容易准确分辨。再加上根尖周肉芽肿、慢性根尖周脓肿和根尖周囊肿所采用的治疗原则和方法都是相同的，因此，在临床上并无必要将上述 3 种类型的根尖周病变加以准确区分，诊断时统称为"慢性根尖周炎"即可。

根尖周致密性骨炎的患牙在临床上一般没有自觉不适症状，也没有反复肿痛史，只有在进行 X 线检查时才偶然发现，无须治疗。

（四）鉴别诊断

依据 X 线检查结果对慢性根尖周炎进行诊断时，必须结合临床表现，以与那些非感染性的根尖区病损相鉴别。例如，非牙源性的颌骨内囊肿和其他肿物，在 X 线片上的表现与各型慢性根尖周炎的影像，尤其是较大的根尖周囊肿的影像极为相似。这些疾病与慢性根尖周炎的主要鉴别点是病变所涉及患牙的牙髓活力多为正常，仔细观察 X 线片可分辨出根尖部牙周膜间隙与根尖周其他部位的牙周膜间隙是一连续、规则的透射影像。

第三节　根尖周病的治疗

一、活髓保存术

（一）直接盖髓术

直接盖髓术是将具有保护、治疗作用的药物覆盖于牙髓暴露处，防止或消除感染，保护已暴露的牙髓组织并促进自身修复以保存活髓的方法。多用于外伤性及机械性露髓。

1. 原理

牙髓暴露多发生于牙外伤或深龋治疗时的意外穿髓，伴热损伤、压力升高、牙髓出血等病理过程。直接盖髓后，露髓孔处常形成血凝块，牙髓组织充血并出现暂时性炎症反应，随后血凝块机化，成牙本质细胞样细胞形成修复性牙本质，封闭穿髓孔。

对牙髓暴露、牙根未发育完成的年轻恒牙，推荐直接盖髓以保存活髓。对龋源性露髓的成熟恒牙，由于残留于牙髓内的细菌可引起牙髓的持续炎症和循环障碍，直接盖髓部位常发生牙髓钙化或牙内吸收，影响后期的根管治疗和修复。因此，直接盖髓术较少应用于龋源性露髓的成熟恒牙。为避免牙髓钙化或内吸收，在直接盖髓术后，一旦根尖孔发育完成，应及时行根管治疗。

2. 适应证和禁忌证

适应证：①机械性或外伤性露髓的年轻恒牙。②机械性或外伤性露髓的成熟恒牙，穿髓孔直径不超过 0.5 mm。

禁忌证：①龋源性露髓的乳牙。②不可复性牙髓炎或根尖周炎患牙。③松动牙。④穿髓孔较大、出血严重的患牙。

3. 操作步骤

第一，制备洞形：局部麻醉患牙，橡皮障隔湿，制备洞形，适当扩大穿髓孔。

第二，放置盖髓药：温生理盐水冲洗窝洞，以消毒棉球拭干，覆盖直接盖髓药，然后用氧化锌丁香油酚粘固剂封闭窝洞。操作过程中应尽可能避免血凝块形成。

第三，随访观察：①直接盖髓术后 1~2 周，若患牙无临床症状且牙髓活力正常，可保留厚约 1 mm 的氧化锌丁香油酚粘固剂垫底，聚羧酸锌粘固剂双层垫底，银汞合金或复合树脂永久充填。②若患牙仍对温度刺激敏感，可继续观察或更换盖髓药后暂封观察 1~2 周，待症状消失后行永久充填。③若直接盖髓后出现自发痛、夜间痛等不可复性牙髓炎症状，应改行根管治疗。

4. 疗效和预后

（1）疗效

直接盖髓术后，应定期复查，每 6 个月复查 1 次，至少连续复查 2 年。复查内容包括临床症状、临床检查（包括牙髓电活力测验）及 X 线检查。如发现异常，应立即行根管治疗术。直接盖髓术成功标准如下。

①患牙行直接盖髓术 2 年后，无自觉症状，检查无阳性体征，牙髓活力正常，患牙恢复咀嚼功能。②X 线片显示盖髓处有新生钙化牙本质形成，根尖未发育完全的牙继续发育。牙本质桥形成不能作为直接盖髓术成功的标志。

（2）转归和预后

第一，转归：直接盖髓术后，牙髓组织可出现以下几种转归。①机械性、外伤性露髓患牙：因盖髓术前牙髓无明显感染，愈合效果好。直接盖髓术后 2 个月，修复性牙本质形成并封闭穿髓孔，下方牙髓组织正常，无炎症反应。②深龋露髓患牙：直接盖髓术后，牙髓组织内残留的毒性产物可引起慢性炎症反应，出现疼痛等症状，或因循环障碍导致牙髓钙化或牙内吸收，治疗失败。

第二，预后：直接盖髓术的成功率与适应证和盖髓药的选择、操作时对牙髓的创伤和污染程度、牙髓修复能力等因素密切相关。其预后取决于以下因素。

①年龄：直接盖髓术的成功率随年龄增长而减小。根尖尚未发育完全、血供充分的年轻恒牙预后较好，成熟恒牙则预后较差。因此，对老年人患牙盖髓应慎重治疗。②牙髓暴露类型：机械性或外伤性露髓的患牙炎症多局限在距牙髓表面 2 mm 的范围内，直接盖髓预后优于龋源性露髓。③牙髓暴露范围：牙髓暴露范围越小，感染的牙髓组织越少，预后越好。根尖未发育完全的年轻恒牙，若露髓孔直径＞1 mm，则不宜行直接盖髓术，应行活髓切断术，以保存未感染的根髓，促进牙根发育。④牙髓暴露位置：若露髓点位于轴壁，直接盖髓后形成的钙化桥可阻断冠部牙髓的血供，导致牙髓脓肿或坏死，预后差，应行活髓切断术。⑤牙髓暴露时间：露髓时间越短，预后越好。牙髓刚暴露于唾液时，具有一定的防御能力，暴露时间越长，细菌感染引起牙髓炎的可能性越大。⑥修复体边缘微渗漏：边缘微渗漏可导致牙髓炎症持续存在，影响盖髓术后牙本质修复，导致牙髓坏死。⑦全身因素：糖尿病、血液疾病等系统性疾病，长期使用激素或抗代谢药物均可干扰牙髓组织修复，不宜行直接盖髓治疗。

（二）牙髓切断术

牙髓切断术是指切除局部的炎症牙髓组织，盖髓药覆盖于牙髓断面，以保留正常根髓并维持其无炎症状态的方法。

1872 年，Witzel 等学者使用甲酚碘仿糊剂行牙髓切断术，1930 年，氢氧化钙制剂牙髓切断术获得成功，成功率在 70% 以上。牙髓切断术主要分为氢氧化钙制剂牙髓切断术及甲醛甲酚合剂牙髓切断术。

1. 原理

牙根的发育包括根尖和侧方牙本质的发育。当牙根未完全发育时，可保留根部牙髓，促进牙根发育。牙根未完全发育的患牙，应准确判断牙髓的炎症范围，确定切除深度，切除冠部炎症牙髓，以盖髓药覆盖健康牙髓断面，诱导修复性牙本质形成，维持根髓正常的状态和功能。

2. 适应证

对于龋源性、外伤性或机械性露髓的年轻恒牙，均可行牙髓切断术，待牙根发育完成后再改行根管治疗术。如牙髓切断术失败，可行根尖诱导成形术或根尖外科手术。

3. 盖髓药

应用于活髓切断术的临床盖髓药种类较多，包括氢氧化钙制剂、甲醛甲酚合剂及MTA 等。

（1）氢氧化钙制剂

临床成功率为31%～100%。氢氧化钙能水解细菌细胞壁脂多糖,具有杀灭细菌、灭活内毒素、中和细菌酸性产物、为组织提供碱性环境、诱导钙化桥形成等作用。但氢氧化钙难以控制切髓断面出血,易导致根管钙化或牙内吸收。

（2）甲醛甲酚合剂

主要应用于龋源性露髓的乳磨牙牙髓切断术,临床成功率为50%～100%。甲醛杀菌和渗透作用强,易使蛋白质变性分解,毒性高,临床应用局限,建议改用毒性和渗透性更小的戊二醛。

（3）MTA

用于活髓切断术的牙髓反应与直接盖髓术相似,能保持牙髓正常结构,促进牙髓断面修复性牙本质形成,疗效优于氢氧化钙。此外,MTA良好的封闭性能可明显减少冠方微渗漏,提高牙髓切断术的远期疗效。

4. 切髓方法

牙髓切断术的切髓部位对手术预后无明显影响,常位于牙颈部,遵循完全切除炎症牙髓的原则。据切髓方法的不同,可分为以下几种,其中机械切髓法最为常用。

①机械切髓法:用挖匙或金刚砂球钻切髓,牙髓损伤较小。②化学切髓法:将次氯酸钠置于暴露区止血,溶解修整牙髓断面,常与机械切髓法联用,对牙髓愈合和牙本质桥形成无明显影响。③高频电刀切髓法:高频电刀切髓可减少牙髓断面的损伤及出血,防止感染。④超声波切髓法:超声挖器切髓,止血效果好,根髓损伤最小。⑤激光切髓法:二氧化碳激光是乳牙牙髓切断术的替代性切髓手段。

5. 操作步骤

①隔湿患牙:局部麻醉患牙,橡皮障隔湿,严格遵循无菌操作原则,保持术区无菌、术者无菌、器械无菌,防止牙髓组织再感染。②去除龋坏组织:消毒窝洞,去净龋坏组织,制备洞形,以3%过氧化氢液冲洗。③开髓揭髓室顶:注意开髓器械应严格消毒,车针不可进入太深。④切除冠髓:用锐利挖匙或球钻将冠髓从根管口处切断,去净髓室内细小的牙髓组织,使牙髓在根管口处呈一整齐的断面。然后以生理盐水冲洗,去除组织碎屑。⑤压迫止血:牙髓断面若出血较多,可用小棉球蘸少许生理盐水或0.1%肾上腺素,置于根管口压迫止血。勿使用干棉球直接压迫,以免干棉球与血凝块黏结,当去除干棉球时易引起再出血。出血难以控制时,应确认创面是否遗留冠髓组织,可再切除一部分根髓。避免使用气枪,以免造成组织脱水和损伤。⑥放置盖髓药:将氢氧化钙制剂等盖髓药覆盖于牙髓断面上,厚度约1mm,注意不要将盖髓药压入牙髓组织以致治疗失败。⑦暂封或永久充填:盖髓术后可立即行永久充填,或以氧化锌丁香油酚糊剂暂封。观察1～2周,若患牙无临床症状,去除部分暂封剂,以聚羧酸锌粘固粉或磷酸锌粘固粉垫底,紧接着,用银汞合金或

复合树脂永久充填。

二、根尖诱导成形术

根尖诱导成形术是指牙根完全形成之前发生牙髓严重病变或根尖周炎症的年轻恒牙，在消除感染或治愈根尖周炎的基础上，用药物充填根管，诱导根尖部的牙髓和（或）根尖周组织形成硬组织，使牙根继续发育和根尖孔缩小或封闭的治疗方法。

根尖诱导成形术于 1964 年由 Kaiser 首先提出，随后，Frank 等学者提出"感染—经控制，使用根尖诱导剂可使牙根再度形成"的观点。因此，控制根管内感染并消除残留牙髓或根尖周组织的炎症及诱导剂的应用是根尖诱导成形术成功的两个重要环节。

（一）原理

牙根发育依赖牙髓和根尖部的牙乳头，当外伤或畸形中央尖折断造成牙髓坏死，可使牙根停止发育，导致患牙牙根短、管壁薄、根尖敞开或根尖孔宽大，常规根管治疗难以实现严密封闭。既往常采用外科方法治疗，但因牙根过短，患牙的功能和远期疗效不佳。

根尖诱导成形术是在控制根管内感染的基础上，使用根尖诱导成形药物，诱导根尖部牙髓、牙乳头、上皮根鞘恢复活力，沉积牙骨质或形成骨样牙本质，使牙根继续发育，最终形成根尖封闭。其组织学机制如下。

1. 根尖部残留的生活牙髓

通过生活牙髓的分化或去分化产生成牙本质细胞，沉积牙本质，促使牙根继续发育，形成的牙根近似于正常牙根。

2. 根尖部的牙乳头

根尖存活的牙乳头，可分化为成牙本质细胞，使牙根继续发育。

3. 根尖周组织的上皮根鞘

牙髓坏死并发根尖周炎症，当感染得以控制，炎症消除后，部分上皮根鞘功能得以恢复，使根端闭合。

（二）适应证

①牙髓病变已波及根髓的年轻恒牙。②牙髓全部坏死或并发根尖周炎症的年轻恒牙。③牙外伤后行牙髓切断术失败的年轻恒牙。

（三）诱导药

1. 氢氧化钙制剂

氢氧化钙可增强碱性磷酸酶活性，促进根管内残髓或根尖周结缔组织细胞分化，在根管壁沉积骨样或管样牙本质、牙骨质或类骨质，促进牙根继续发育。商品化的氢氧化钙制剂 Vitapex 具有良好的抗菌消炎及根尖诱导作用。

2. 磷酸钙

生物陶瓷磷酸三钙、羟基磷灰石等生物相容性材料的基本组成与人牙本质及骨基质相似，具有亲细胞性、惰性、无毒等特点，可为骨或牙本质的形成提供支架，与骨形态发生蛋白合用，能诱导牙本质形成，促进根尖继续发育。

3. 抗生素糊剂

红霉素或四环素等广谱抗生素配用甲硝唑或替硝唑可作为根尖诱导成形术的初期药物，因其作用时间短，需在短期内更换。使用时可加入适量地塞米松等糖皮质激素，增强消炎作用。

（四）操作步骤

根尖诱导成形术遵循根管治疗术的基本原则，在根管预备、根管消毒和根管充填的步骤中加强了根管消毒，并且增加了药物诱导环节。治疗全过程分为 2 个阶段，第 1 阶段消除感染和根尖周病变，诱导牙根继续发育，持续 6 个月至 2 年，具体时间与牙根原有长度、根尖孔形态、根尖周炎症的程度及患者的机体状况等相关。第 2 阶段进行根管永久充填，使根尖孔封闭。其具体操作步骤如下。

1. 根管预备

常规备洞开髓，确定根管长度，清理根管，以 3% 过氧化氢溶液与生理盐水交替冲洗，彻底去除根管内感染组织，注意保护根尖部残存的生活牙髓及牙乳头等组织。对于急性根尖周炎患牙，应先建立有效的引流，待急性炎症消退后再进行封药及后续治疗。

2. 根管消毒

吸干根管，封入消毒力强、刺激性小的药物，如用氢氧化钙制剂、氧化锌丁香油酚粘固剂暂封。定期换药，直至无渗出或无症状。

3. 药物诱导

取出根管内封药，将装有 Vitapex 糊剂的注射器插入根尖 1/3 处，加压注射，根管口处有糊剂溢出时，边加压边后退注射器，使 Vitapex 充满管腔并接触根尖部组织。拍摄 X 线片确定充填效果。

4. 暂时充填

使用氧化锌或玻璃离子严密充填窝洞，防止微渗漏。

5. 随访观察

治疗后每 3~6 个月复查 1 次，至根尖形成或根端闭合。复查时需注意有无疼痛、肿胀、瘘管、叩痛、牙松动等表现及能否行使功能等。拍摄 X 线片观察根尖周情况，如发现根尖处糊剂吸收、牙根未继续发育，应及时更换糊剂，直至牙根延长、根尖封闭或根尖处形成钙化屏障。

6.根管充填

当患牙无临床症状，包括患牙无明显松动、牙龈窦道闭合、根管内药物干燥、根管内探查根尖端有钙化物沉积，X线片显示根尖周病变愈合、牙根继续发育时，可行常规根管充填并随访观察。

（五）疗效和预后

1.疗效

根尖诱导成形术后应定期复查，初期每3个月复查1次，后期可延长为每6个月复查1次，直至牙根发育完成。复查时需拍摄X线片，了解根尖周病变愈合情况、牙根发育情况及诱导药吸收情况，必要时更换药物。若治疗期间出现临床症状或牙根发育停止，应重新行根尖诱导成形术。根尖诱导成形术评定标准如下。①成功：根尖周病变消失，牙根延长，管腔缩小，根尖形成。②进步：根尖周病变消失，牙根延长，根尖未完全形成或形成不规则。③失败：牙根未能延长，或根尖周病变未见缩小或消失。

成功与进步均视为治疗有效，失败则视为无效。

2.预后

影响根尖诱导成形术成功率的主要因素如下：①严格控制和消除原有的根尖周炎症。②建立和保持有利于硬组织形成的局部环境。③参与修复过程的细胞种类和数量。④不存在妨碍修复的全身因素。

通过完善的根尖诱导成形术，牙根发育状况可分为以下4型：①根尖继续发育，根管腔缩小，根尖封闭。②根管腔无变化，根尖封闭。③X线片上未显示牙根发育，根管内探测有阻力，根尖处有钙化屏障。④X线片见根端1/3处形成钙化屏障。

若经过多次治疗，根尖内仍有脓性渗出物，X线片显示根尖周病变无变化，可能为根端牙骨质坏死、吸收所致，视为治疗失败，应改行根尖外科手术。

第六章 牙髓根尖周病现代诊治技术

第一节 牙髓根尖周病诊断新技术

一、牙髓状态检测

在牙髓、根尖周病的诊断和治疗方案的制订中，牙髓状态的评判具有重要意义。检测方法主要包括牙髓温度测验（TT）、牙髓电活力测验及激光多普勒血流仪（LDF）检测。

（一）牙髓温度测验

TT 包括冷诊法和热诊法，其原理是：正常牙髓对 20～50℃的温度刺激无明显反应，但病变牙髓的温度耐受阈值发生变化，即遇突然、明显的温度变化时（低于 10℃的冷刺激或高于 60℃的热刺激），不同状态的牙髓可诱发不同反应。因此，可根据牙髓对温度的反应判断牙髓是否患病、病变的发展阶段，以及牙髓的活力是否存在。牙髓对冷、热刺激的反应可表现为正常、敏感、迟钝或无反应。

①正常是指被测牙与正常对照牙的反应相同，表示牙髓状态正常。②敏感是指被测牙与正常对照牙相比，出现一过性疼痛反应，但刺激去除后疼痛立即消失，表明牙髓可能处于充血状态；若出现持续性疼痛，表明被测牙牙髓处于不可复的炎症状态；而引起剧烈疼痛，则表明牙髓处于炎症的急性期；若出现热刺激敏感、冷刺激缓解，表明牙髓炎症可能处于急性化脓期。③反应迟钝是指被测牙以同样程度的温度刺激，反应比正常对照牙慢，且轻微很多，表示牙髓可能有慢性炎症，或牙髓部分坏死。④当被测牙对温度刺激无反应时，表示牙髓可能已经坏死或变性。

1. 冷诊法

常用于冷诊的冷测剂为四氟乙烷冷喷剂，使用的冷测剂载体为无菌小棉球，将粘有冷测剂的小棉球放于测试牙唇（颊）面牙釉质完整的中 1/3 处进行测试；在冷测时，检查者应密切观察患者反应，并将患牙检测结果与对照牙进行比较。

2. 热诊法

使用牙胶棒或红胶棒进行测试，将牙胶棒或红胶棒的一端置于酒精灯处烤软但不冒烟（牙胶棒的软化温度为 60～65℃，红白打样膏制作的红胶棒软化温度为 65～70℃，因测试棒从酒精灯到口腔的过程中温度有损耗，因此，红胶棒的最终测试温度较牙胶棒更能达到引起牙髓反应的温度），检测时将牙胶棒或红胶棒置于牙齿唇（颊）面的中 1/3 处，同时检查者密切观察患者反应，并将患牙检测结果与对照牙进行比较。

虽然 TT 操作简单、应用广泛，但对于部分牙髓坏死、精神高度紧张、患牙有金属修复体（易将温度刺激传导至邻近牙齿及软组织）的患者，可能产生假阳性结果；此外，老年人（继发性牙本质增厚，外界冷刺激不易被牙髓感知）、根管钙化、近期受过外伤、检查前服用过镇痛药的患者均易产生假阴性结果。热刺激除具有与冷刺激相同的缺点外，还需注意热测试时间不宜过长，一般不超过 5 秒，否则可能对牙髓造成不可逆的损伤。这些缺点导致 TT 的应用有一定的局限性。

（二）牙髓电活力测验

1867 年，Magitot 首次将感应电用于确定牙齿的龋坏部位，1891 年 Marshall 开始用电流刺激诊断牙髓病，百余年来随着测试仪的改良，牙髓电活力测验不仅用于辅助诊断牙髓病，还广泛应用于口腔颌面外科、正畸科等口腔医学的其他领域。

牙髓电活力测验指使用牙髓电活力测验仪进行牙髓活力测验，通过电流刺激牙髓 – 牙本质交界区的 Aδ 纤维，若神经纤维功能正常，电流增大至一定程度时，患牙可出现麻木感，但这只能反映 Aδ 纤维是否仍可行使功能，并不能反映牙髓的血运状况，也不能证明牙髓的健康及完整性。

通常，电活力测验需与温度测验间隔 2 分钟进行。牙髓电活力测验仪的数字由 0 开始增加，观察患者反应，并将患牙与对照牙结果进行比较，可重复检测 3 次取平均值。

牙髓电活力测验已广泛应用于临床，在应用中应注意以下问题：①假阴性。即活髓牙电活力测验无反应。儿童恒牙假阴性率高可能与牙髓感觉神经丛发育不成熟有关，也可能与年轻恒牙根尖孔呈喇叭口状、测试电流强度不足有关，此外，较厚的垫底或牙髓切断术治疗后也有假阴性表现。②假阳性。即死髓牙电活力测验有反应。这可能与测试时接触部位、隔湿及金属充填物有关。但在急性牙槽脓肿根管内充满脓液、渗出液时也可出现假阳性。多根管牙的情况较复杂，若有 1 个根管是活髓，则牙髓电活力测验结果即为阳性。③禁忌。患者装有心脏起搏器和电子耳蜗是行牙髓电活力测验的禁忌。这是因为牙髓电活力测验可能干扰心脏起搏器和电子耳蜗的正常工作，且很难重新进行调试。因此，选择适应证很重要，在测验前需仔细询问患者病史。有时需辅以冷热测验并结合其他具体情况判定牙髓状态，避免误诊、误治。

以上牙髓活力检测方法在操作时，检测物均应置于牙齿唇（颊）面的中 1/3 处 [在牙髓电活力测验中，也有学者主张将探头置于牙齿唇（颊）面颈 1/3 处牙釉质上]，并按照先测对照牙后测患牙的顺序测试。这是由于牙齿唇（颊）面中 1/3 处的牙釉质相对较薄，也可以避免紧挨牙龈造成假阳性；先测对照牙后测患牙能更好、更准确地对比出患牙的牙髓反应。对照牙的选择优先顺序为：对侧同名牙、对颌同名牙、邻牙。因为牙齿在发育过程中，对侧同名牙发育和萌出的条件、时间均与患牙相近，能更准确地反映患牙的牙髓状况。

在以上两种牙髓活力检测方法中，TT 中的冷诊法和热诊法能通过温度刺激判断牙髓状态（正常牙髓和病理性牙髓），并且对判断牙髓炎症的进展程度也有一定意义；牙髓电活力测验通过电流刺激判断牙髓活力，但一般仅能反映患牙牙髓的状态是活髓或死髓，无法判断牙髓有无炎症或炎症的进展程度。

从这两种牙髓活力检测方法的测试结果看，大部分学者认为牙髓电活力测验相对可靠，假阳性和假阴性率相对较低，但 TT 中的冷、热诊法也是不可缺少的临床测试，应结合实际情况进行选择。近年也有学者经过数据分析提出，冷诊法对于牙髓活力检测的准确率高于牙髓电活力测验及热诊法。

因此，对于全科或牙体牙髓专科医师，应正确掌握各类测试的适应证及操作规范，并结合临床检查综合判断牙髓状况，从而作出正确的诊断。

（三）激光多普勒血流仪

LDF 是一种新型的牙髓活力检测仪器，它的激光光源多采用氦氖或半导体二极管，通过激光反射光强度和频移大小检测血细胞的流量和流速。1986 年，Gazelius 等最早将激光多普勒技术应用于口腔临床诊疗领域；1993，年 Vongsavan 和 Matthews 通过激光多普勒技术在离体牙体外实验中进一步证实了该技术在牙髓活力检测方面的有效性，有学者应用此技术研究牙髓病理状态，逐步证实了 LDF 检测牙髓组织的可靠性。

1.LDF 的操作方法及读数判断

在使用 LDF 检测牙髓血流量（PBF）时，许多因素都可影响检测结果，其中以牙周软组织血流干扰最明显，因此，建议临床医师在操作中放置不透明橡皮障或将硅橡胶印模材料贴合被测试牙，对邻牙进行屏蔽和遮挡，可最大限度地降低这一因素的影响和干扰。在进行 LDF 检测时，在牙齿唇（颊）面近远中中点距龈缘 3 ~ 5 mm 处预备探头检测孔，在检测中应注意让患者处于平静和稳定的状态，因为情绪、血压、心率等的变化可使血流速度和流量发生变化，从而对检测结果造成干扰。

2.LDF 的优缺点及适应证

LDF 检测方法比较客观，已越来越多地应用于口腔临床，特别是用于年轻恒牙外伤、正畸及美白治疗过程中对牙髓活力的判断。

（1）年轻恒牙外伤

此时患牙牙髓多处于休克状态，传统的牙髓检测方法难以准确地判断牙髓活力状态，存在较高的误诊率。LDF 对血流读数变化敏锐且特异性高，能较准确地判断牙髓的活力状态。

（2）正畸治疗

在正畸治疗中，应用不当正畸力牵引牙齿移动时，可能出现牙根应力性吸收、牙周创伤性骨吸收等并发症。LDF对PBF的检测结果，可为临床医师提前判断牙髓病理性改变提供依据，从而指导临床医师重新制订和调整治疗方案。

（3）美白治疗

在牙齿漂白治疗中，最常见的不良反应是牙齿敏感症状增加，因为作为美白剂主要成分的过氧化氢制剂分子能进入牙髓组织，引起牙髓细胞增殖减少，降低牙髓代谢能力，同时还可损伤牙髓的自我修复能力。LDF可通过对漂白治疗中敏感牙的PBF检测，及时判断牙髓的活力状态。此外，还可利用牙齿近远中邻面的浅龋及修复材料不对LDF反射激光传送产生影响这一特性，检测和判断前牙美容修复过程中及治疗后的牙髓血运状况。

LDF的临床应用也有其局限性：检测仪器设备较昂贵，操作耗时较长；LDF检测牙髓活力多用于年轻恒牙，很少用于老年人的恒牙，因为相对于年轻恒牙，老年人尤其是高龄人群的牙髓腔体积减小，髓腔周边区域血流速度降低，易造成假阴性率增加。此外，LDF的抗干扰能力较弱，易受一些因素的影响，如检测探头放置的位置、检测时环境温度、任何干扰或阻塞光通道的物质均可造成测量不准确；患者情绪变化及全身用药情况对血管系统产生的影响、牙体变色或外源性色素沉着、不同牙齿结构的不同光学特性及牙周组织炎症等也可使检测结果有偏差。在外伤牙检测时，残留牙冠需要在3 mm以上，否则牙周软组织将对牙髓血流信号产生干扰，这些影响都在一定程度上限制了LDF的应用。

LDF作为一项新技术，目前在应用上仍存在局限性，故应加强对LDF临床应用的研究，并在临床研究中进一步改善LDF的性能。相信随着仪器设备的改善，今后LDF有可能进一步应用于临床中。

二、影像学检查

影像学检查在口腔临床科室的应用非常普遍，它在牙髓根尖周病的诊断上亦有较高的诊断价值。

（一）X线检查

X线片在牙体牙髓科应用较多的是翼片和根尖片，它们在二维层面上经过平行投照，能较真实地反映牙体、根尖周及牙周的组织形态及密度情况。X线检查具有辐射剂量小、设备费用低、针对性强等特点。翼片主要用于检查邻面龋、继发龋和充填体邻面悬突等。根尖片主要用于检查牙根和根尖周的情况。此外，对于产生窦道的病例，可在黏膜窦道处插入一根牙胶尖后拍摄窦道示踪根尖片，从而可以显示出与窦道相通的患牙根尖，对于明确病灶牙具有重要的诊断意义。

X线检查对一些特殊病例的检查存在一定局限性，例如：对于多根管的判断，X线检查无法准确反映根管数量及根管走向；对于牙髓病合并根尖周病的多根牙，有时无法准确定位病变的根尖等。

（二）曲面体层检查

曲面体层检查也称曲面断层摄影检查，是口腔疾病诊断中最常用的技术之一。曲面体层片中可观察全口牙列、牙周组织情况，同时还可观察乳、恒牙牙胚发育情况以及是否存在冠根发育畸形等。曲面体层片成像类似于根尖片，对于大的病变如颌骨病变、全口牙列检查、牙周炎的预判等，曲面体层片更有优势。然而，由于受到扭曲和放大因素的影响，曲面体层片难以准确表达出局部组织的影像学特征，故对于精确部位的诊断还需要进行根尖片甚至锥形束 CT 检查等影像检查。

（三）锥形束 CT 检查

锥形束 CT 是一种新型高分辨率 X 线成像系统，它可以准确提供口腔颌面部的三维影像。与普通 CT 检查相比，锥形束 CT 检查是由二维图像直接重建成三维图像，有较好的各向同性空间分辨力，且成像时对金属伪影控制较好。此外，它还有辐射剂量低等优点，已成为临床诊断牙髓、根尖周病的有效检查方法之一。

通过锥形束 CT 片可以较准确地观察到牙根内外吸收的情况，甚至可以观察到直径小于 0.6 mm、深度小于 0.3 mm 的缺损，弥补了根尖片不能很好地观察细小病变的不足，通过重建可发现吸收缺损，有助于制订治疗计划；锥形束 CT 片在三维方向上可以更清晰地显示根折线、根折位置及类型，其检出牙根纵折的准确率显著高于传统根尖片。此外，锥形束 CT 检查对根管侧壁穿孔的诊断率也较高。

临床医师应清楚地认识到，根尖片、曲面体层片及锥形束 CT 检查都不同程度地存在 X 射线剂量的应用问题，不能将根尖片作为龋齿检查的常规手段，也不能将锥形束 CT 检查作为根管治疗时的必备方案，而应根据患者的自身情况、临床检查、X 线剂量及拍片原则，选择不同的 X 线检查方式。值得注意的是，根管治疗应以根尖片拍摄为主，而不能以曲面体层片为主。在根管显示不清、根管遗漏，或根管内有异物等情况下，可考虑拍摄锥形束 CT 片。

（四）MRI 检查

MRI 检查具有对软组织、血管、神经分辨率高的特点，以往在口腔临床检查中，MRI 主要用于对口腔颌面部肿瘤、颞下颌关节疾病和唾液腺疾病等的诊断。近年 MRI 在牙髓疾病诊断中的作用也开始被关注。MRI 可三维重建根管及髓腔的解剖形态，能区分和了解根管内不同状态牙髓的区域范围，尤其对于冠髓坏死但根髓仍具有活性的牙齿或多根管牙部分根管牙髓坏死的牙齿，牙髓活力判断准确度高，常规检查无法与之相比。

MRI 的四维成像技术可用于测量组织中的血流，此项技术最早应用于临床医学，多用于评估卒中后脑损伤的灌注情况。近年有学者将这种方法应用于口腔医学中，由于不同的生理或病理状态下 PBF 存在差异，通过 MRI 测量 PBF，在不同的扫描序列图像中可呈现不同的信号，这一技术的应用使临床上对牙髓活力和牙髓状态评估的准确性得到显著提高。

MRI 的优点：能精准测量出病变或坏死牙髓的范围，直接评估牙髓活力，结果真实、客观，受患者主观影响较小；MRI 三维重建使根管系统立体可视化，可直观评估牙髓状态；MRI 扫描无痛、无创且电离辐射低；MRI 可全面评估患者的口腔健康状况。

MRI 的缺点：MRI 设备价格昂贵，大多数口腔专科医院、口腔门诊没有预算配备；对于患者而言，相应的检查费用也较高；MRI 检查过程较烦琐，增加了患者的检查时间；MRI 的使用禁忌较多，如装有心脏起搏器、人工瓣膜及重度高热、早孕的患者等，均不适宜进行MRI 检查。

三、根管内镜

1806 年，Philipp Bozzini 发明了医用内镜，从此内镜开始应用于临床医学领域，但是直到 20 世纪 70 年代，日本科学家才逐渐将内镜引入口腔医学领域。经过材料和设备的不断更新，最新的内镜多以光纤内镜为主，它通过极细的光纤探头进入根管内和牙周组织中，可直观、实时地观察根管内和牙周组织中的情况，从而判断牙髓及牙周组织的生理病理状况。

内镜在诊断上的优势主要有以下几点：①诊断隐裂牙，内镜利用光纤探头作为点光源置于牙面进行透照，通过光折射的偏移和变化，判断隐裂牙折线的走向和部位。②诊断和治疗根管侧穿，通过内镜可较准确地定位侧穿的部位，提高根管侧穿修补的成功率。③检查邻面及根面龋，通过内镜可直视下检查邻面及根面龋的部位，尤其对于放射线不耐受人群，根管内镜更有临床诊断价值。

尽管现代的内镜探头多为光纤探头，可以做到直径 4 μm，纤维束间最小间隙 1 μm，但为了提高成像质量，需增加探头中的光纤数量，这样就势必会增加内镜的外径，对于一些纤细的根管系统，即使最细的内镜进入未预备的根管系统仍十分困难，因此，内镜很难应用于复杂的根管系统。相信随着根管内镜的不断改进，其终将广泛应用于根管治疗和牙周炎的治疗中。

第二节　根管预备新技术

一、根管预备方法

每例根管都有着独特的形态，针对不同的根管形态、不同的弯曲度，甚至不同的钙化程度，术者有必要综合不同的预备器械，选择适宜的预备方法，以完成根管预备，为根管内严密充填创造良好的基础。

（一）根管预备的基本要求

根管预备后应达到的要求：预备后的根管应具有连续的锥度；根管冠 2/3 锥度足够，应大于主牙胶的锥度和相应侧压器的锥度。与主锉相应的侧压器应能自如地到达距根尖 1~2 mm 处；根管壁光滑无台阶；根尖区数毫米内无碎屑沉积；保持根管原始的解剖形态；根尖孔位置不变；根尖狭窄区明显，并有明显的停顿。

1. 初锉

从细小根管锉（08 号、10 号、15 号、20 号、25 号）开始，能深入达到根尖狭窄处（距 X 线根尖约 1 mm），又在根尖狭窄处有紧缩感的锉，称为初锉。由于根管冠 2/3 的阻力存在，如修复性牙本质的形成、根管钙化或弯曲、根尖区根管形态不规则等，初锉并不能完全反映根尖狭窄处的直径。

2. 主锉

根据初锉的不同，每个根管预备后达到的主锉也不一样，一般比初锉大 2~3 号，即根尖狭窄区预备后一般要比初锉直径大 2~3 号。为了便于根管充填，根尖狭窄处应至少扩大至 25 号。

3. 根管锉预弯

预弯的根管锉是寻找根管原始通道，保持根尖狭窄处位置不变，通过钙化根管和肩台等的有效工具。由于 X 线片只反映二维现象，难以表现根管颊舌向和 S 形弯曲，利用预弯的细小根管锉的探查，能更好地反映根管的弯曲走行。一般是将根管锉尖端 3 mm 左右弯成钝性的圆滑弧度，采用往返旋转的方式进入和通过弯曲根管。应用预弯的根管锉前需将根管上部分做充分的预备、成形，获得足够的根管宽度，便于预弯的根管锉无障碍到达弯曲部。除平衡力法外，根管锉预弯普遍应用于各种根管预备中。

4. 初始预备后进行封药的最小根管预备直径

根管预备至少要预备到 25 号，才能有足够的空间，利于用拔髓针和根管荡洗，以彻底去除根管内容物，然后进行封药。否则，根管内细菌及碎屑易堆积在根尖区，造成根尖周的慢性炎症。

（二）标准法

标准法亦称常规法，器械从小号到大号逐号依次使用，每个器械都要求达到工作长度，根管成形后与最后 1 支锉的锥度大小相吻合。

此法适用于直或较直的根管，但不宜在弯曲根管使用。因为随着器械直径的增加，器械的韧性降低，预备弯曲根管就会造成一些常见的缺陷，如台阶、根尖敞开、根管壁穿孔、根管偏移和牙本质屑栓形成，以及因破坏根管缩窄处而失去工作长度等。

（三）逐步后退法

首先预备根管的尖部，形成根尖屏障，然后逐步后退，即每换大一号的器械，工作长度就减少 1 mm；根管中、上段用 G 钻或大号器械敞开，最后用主锉修整根管壁以形成连续锥形的根管。逐步后退法主要适用于直根管和轻、中度弯曲根管的预备。逐步后退法一般分 4 步。

1. 根尖区预备

首先要探查和确定根尖狭窄处。采用细小的不锈钢锉（08 号、10 号、15 号），0.02 锥度，预弯后往返旋转 2～3 次，然后提出；清洁后重复往返旋转，直到预弯的锉插到工作长度。假设初锉为 10 号，根尖预备顺序为 10 号—15 号—10 号—20 号—15 号—25 号—20 号，主锉预备到 25 号。根管锉预弯、使用润滑剂、足够的冲洗及前一号根管锉的再进入是保持根管通畅的重要因素。

2. 逐步后退预备

当根尖区预备完成后，每增大 1 号锉，插入根管的长度减少 1 mm。主锉＜ 60 号，一般做 4 mm 的后退预备；主锉＞ 60 号，则后退扩大 2 号。逐步后退时，每次都要用主锉插到工作长度，维持根管通畅。

3. 根管冠部 2/3 的预备

采用 G 钻（1～6 号）做冠部 2/3 的预备，常用 G 钻 2 号、3 号、4 号。G 钻 2 号（相当于 70 号 K 锉）应达到工作长度的 2/3，或根管弯曲的上部；G 钻 3 号（相当于 90 号）比 G 钻 2 号短 2～3 mm；G 钻 4 号（相当于 110 号 K 锉）只用于根管口部分的成形。

4. 根管壁的再修整

用预弯的主锉达到工作长度，插入和提出根管，锉平根管壁上的台阶，使根管壁光滑，并保持根尖区的形态。完成后可用相应的侧压器检查根管预备后的锥度情况。

逐步后退法是最常用的根管预备方法，安全有效，优点很多：不易造成根尖损伤；易于将根管中坏死组织和牙本质碎屑去除；不仅简化了根尖段预备的难度，而且还可取得根管较理想的成形。预备后的根管最狭窄处与原根管狭窄处重合，根管上段有足够宽度，并与原根管最宽处重合。较小的锉（25 号以下）韧性好，用于根尖段预备；较大的锉（30 号以上）韧性差，不可强行扩至原有的长度。根管上段敞开，便于牙胶尖和根管充填器插入，在做垂直或侧压充填时，可使用较大压力，由于有根尖基座，还能防止超填。

但存在以下缺点：锉易被卡住；整个锉的切割面均工作，较费力；根尖区易有大量的碎屑堆积，造成根尖部堵塞，或将碎屑推出根尖孔；预备后可能造成根管变直、形成台阶或丧失工作长度。

（四）逐步深入法

基本步骤是首先使用 G 钻或大号器械预备根管的中、上段，然后顺次使用小号器械从冠方向根方预备逐渐到达工作长度。

1. 冠部预备

用裂钻打开髓腔，形成无阻力进入根管口的直线通道。充分冲洗后用 08 号、10 号锉探查根管，用 H 或 K 锉 15 号、20 号、25 号，预备根管到 16～18 mm，或遇到阻力处，或弯曲部以上。然后用 G 钻预备。一般来说，G 钻 1 号进入根管 16～17 mm；G 钻 2 号进入根管 14～16 mm；G 钻 3 号进入根管 11～13 mm，逐渐后退 2～3 mm；G 钻 4 号进入根管口下 2～3 mm；G 钻 5 号、G 钻 6 号仅做根管口以上部分预备，便于髓腔与根管口形成直线通道。G 钻进入根管的深度取决于根管的解剖形态和弯曲度；临床医师应根据临床表现、术前 X 线片及根管探查情况决定根管的预备方法。

2. 工作长度的测定

根尖区预备和根管壁再修整的方法与逐步后退法相同。逐步深入法在锉进入根尖 1/3 之前，已去除大部分的牙髓、细菌和碎屑等，能获得良好的进入根尖 1/3 的直线通道，避免冠部 2/3 的牙本质的阻力，减少根尖部碎屑的堆积，冲洗器和冲洗液能进入更深，减少工作长度的丧失。

逐步深入法预备根管的中、上部具有以下优点：可以减少根管内微生物被推出根尖孔的机会，降低术后疼痛的发生率；减少根管冠方的弯曲度，防止根管尖部偏移的发生；有利于彻底冲洗根管；增强术者的手感，更好地控制器械在根管内的切削部位。

但是也存在一些问题：操作中若不注意或过度预备会造成台阶，或牙根中部的穿孔；细小或闭锁根管应先做初始预备才能用逐步深入法；术前 X 线片要仔细研究，以防过度预备或根管壁侧穿。

（五）冠向下预备法

冠向下预备法先进行根管冠部的完善预备和清洁，逐步进入根尖区，根尖孔周围的预备和清洁最后进行。

1. 根管冠 2/3 首先预备

优点：①易获得根尖区细微解剖和根尖狭窄区的手感反馈。②利于荡洗液进入根管的深部，冲洗更完善。③便于去除牙本质碎屑和牙本质泥。④根尖区预备前已去除大部分根管内容物，减少了术后的并发症。⑤便于准确测定根管长度。⑥有助于预弯的根管锉进入根尖区，减少根尖区堵塞、肩台形成和穿孔的发生。根管冠 2/3 可采用机械或手工预备方法，但多采用机械预备方法。然而，若预备过程中不注意，会形成肩台、根管堵塞、细小的原始根管丧失及器械折断等。

2. G 钻预备法

应用 G 钻预备根管冠 2/3 部分，是有效和快速的方法，被多数临床医师所采用。对于粗大较直的根管，G 钻能一次完成根管冠 2/3 的预备，而复杂的根管系统可能需要多次重复应用 G 钻。

3. 旋转机用镍钛器械法

旋转机用镍钛器械是预备根管冠 2/3 的良好器械，术者可采用 Profile 0.04 或 0.06 锥度的根管口成形钻、GT 旋转锉、ProTaper 旋转锉，也可将各种器械结合应用。

4. 根尖区预备的要点

根尖区是根管弯曲和分叉的最多发部位，而且直径较细小，因此，根尖区是多数医源性问题（如根尖孔移位、根尖区侧穿等）发生的部位。根尖区预备的要点：①探查根尖区，用尖端预弯的细小不锈钢锉探查，获得根尖区的细微解剖信息，如根尖区的直径和弯曲方向等。②保持根尖孔的通畅。③准确测定工作长度。④保持根尖狭窄处的位置不变和适宜的直径，形成连续的锥度。⑤对于复杂根管，如过度弯曲、多重弯曲、融合或分叉，最好采用手工器械预备，或先用手工器械预备形成良好通道后，再用机用器械进一步预备成型。

（六）平衡力法

平衡力法是有着改良尖端的特殊不锈钢或镍钛 K 锉进行的一种逐步深入的根管预备方法。使用该法预备显著弯曲的根管，当根管尖部预备到 45 号时，根管的解剖走向可维持不变。

这种方法只对部分根管切削，安全设计的锉尖可以较好地控制器械向根尖运动，基本不需要预弯器械。预备弯曲根管时，拉直根管的倾向较小，推出根尖孔的碎屑较少，根尖部得到了较好的清理。但是，在回顾性研究中发现，根管穿孔和器械折断率较高，并且与 GT 器械、Lightspeed、Profile 相比，操作时间更长。

（七）抗弯曲根管预备法

此法与平衡力法不同，其预备要点是着重扩锉根管结构比较厚的部分，避开弯曲根管内侧薄弱的危险区，以免侧穿，适合于中度至重度弯曲的根管。

二、髓腔预备

进行髓腔预备，首先应熟悉髓室和根管的解剖形态，了解髓腔形态，就要熟练掌握每个牙的髓腔解剖形态。此时我们要对每个牙齿的髓腔解剖形态了然于胸，然后对牙齿进行仔细观察，牙齿是否向近中或远中、颊侧或舌侧倾斜，然后还可以借助 X 线检查用于估计髓腔的位置、钙化程度、根管的工作长度。我们要对这些信息迅速进行归纳，脑海中有一个确定开始髓腔预备的钻针的方向，而且是顺着牙体长轴的方向。

去除影响开髓路径的修复体和去净龋坏组织。首先我们主张应用橡皮障，防止在操作的过程中将很多细菌带入根管系统，引起进一步污染。在很多文献中，我们可以看到开髓是直接在冠修复体表面进行的，前面的内容中也讲到了在冠上进行窝洞入口的车针工具，但不得不提出的是，除非我们特别熟悉冠隐藏下的这只牙齿真正的牙体组织情况，否则有时会发现牙体经过预备后和原来的判断并不一致，会出现髓腔预备过多甚至方向偏离的情况。此时在有必要的情况下，特别是隐裂的牙齿需要降低咬合度，预防在根管治疗过程中的折裂。这时的薄壁锐尖也应一并去除。

（一）开髓

髓腔入口是进入髓腔的通道，其形状、大小、方向取决于髓腔的解剖形态，一般用金刚砂钻或裂钻在髓角最高处穿通髓腔。穿通髓腔后，换球钻从髓室顶到洞口上下提拉，去除全部髓室顶，使髓室充分暴露。在开髓时，术者一定不要用强力，应沿着切割的方向轻微加力，以避免出现釉质裂纹和绷瓷的可能。当牙釉质或修复体钻通后，应改用圆钻配合使用慢速手机（3 000 ~ 8 000 r/min）。圆钻被用来切割牙本质和揭髓室顶，常用2号、4号、6号3种型号和两种长度（9 mm、14 ~ 15 mm）。2号圆钻用于下颌前牙、上颌前磨牙这种具有狭窄的髓室和根管的牙，也可用于上颌切牙髓角处；4号圆钻用于上颌前牙和下颌前磨牙，也可用于年轻恒牙中的上颌前磨牙和有继发性牙本质形成的成人磨牙；6号圆钻只用于髓室较大的磨牙；偶尔还会用1号圆钻在髓室底寻找额外的根管。在揭髓室顶完成后，再换用高速手机进行边缘修整，形成可视区域的髓室壁斜面。

高速旋转器械在髓腔预备过程中起重要作用。同时，高速旋转器械还可能过多磨除牙体组织，除非术者具备丰富的经验，否则不能用高速裂钻开髓和揭髓室顶。在操作中，术者几乎完全依靠钻针感知髓室顶和髓室壁的阻力来判断洞形的扩展。高速设备可用于眼睛看得见的部位，而一般不用于盲区。

（二）修整开髓洞形

形成由开髓洞形到根管口的直线通路。一般用金刚砂钻修整洞形。下文对各组牙的髓腔预备方法及注意事项进行了整理归纳。

1. 上颌前牙

开始用裂钻与牙体长轴成近90°从舌隆突的稍上方钻入牙釉质后，裂钻与牙体长轴逐渐平行，穿通髓室。适当扩大洞口后，改用球钻，与牙体长轴平行提拉，向周围扩展，形成钝圆的三角形，底向切缘、顶向根方的洞。直线进入的阻挡在舌隆突和切缘，要注意应用球钻拉开，仔细地去净所有髓腔内容物，髓角处的组织不能去净是上颌前牙预备时容易出现的问题。

2. 下颌前牙

裂钻与牙体长轴成一定角度，在舌面中央钻入釉质层，然后裂钻方向与牙体长轴一致，穿通髓室。扩大开口后，改用球钻向上提拉，形成唇舌径长、近远中径短的椭圆形。窝洞要尽量向切缘扩展，以便充分暴露根管口。

下颌前牙入口的唇舌向需有足够的扩展，要形成直线的通路。因为下颌前牙经常会有双根管，可以避免遗漏第二根管；当下颌前牙经常因为拥挤向舌侧倾斜时，可选择在切缘或唇侧作为入口，以后再用树脂材料进行充填。下颌前牙牙颈部缩窄，操作时应当心侧壁穿孔。

3. 上颌前磨牙

裂钻与牙体长轴平行，在咬合面窝沟的中心钻入，并向颊腭方向移动，穿通髓室后，改用球钻向颊腭向扩展，形成颊腭径较长的椭圆形。

上颌前磨牙颊腭向的方向要开够，避免遗漏根管，此牙齿牙颈部缩窄，应小心此处造成穿孔，尤其是在找寻老年人根管口的问题时最容易发生穿孔。

4. 下颌前磨牙

裂钻与牙体长轴平行，在咬合面窝沟的中心钻入，穿通髓室后，改用球钻向颊舌向扩展，形成颊舌径稍长的椭圆形。

有2个根管时，应增加髓腔入口的颊舌径，避免遗漏根管。

5. 上颌磨牙

裂钻在咬合面中央向近中颊尖方向钻入，穿通髓室后，改用球钻扩展，使髓腔暴露，形成一个钝圆的三角形。

上颌磨牙要注意去除髓室内的牙颈部突起，形成直线到达各根管口的入路；要充分考虑到近中颊根的第二根管口的存在，此时要将三角形的底和近中边增宽形成斜梯形。

6. 下颌磨牙

裂钻在咬合面中央窝略偏近中钻入，穿通髓室后，改用球钻提拉扩展，使髓腔暴露。形成位于牙冠近中且略呈圆角的长方形，由于近中颊侧根管口位于近中颊尖的下方，应适当去除部分颊尖，以便充分暴露髓腔。同时，要注意去除颈部牙本质突起。

（三）髓腔初步疏通清理

开髓后，先用锋利的挖器去除髓室内容物，用尖探针，最好是根管探针探查根管口，使根管口充分暴露。

髓腔清理的质控标准为髓室壁与根管壁连续流畅，并且不对器械产生阻力，保证器械可循直线进入根管弯曲处。髓腔入口的制备既要使髓腔充分暴露，又要尽量少破坏健康的牙体组织，并应避免发生牙颈部台阶、穿孔及髓室底的过度切削和穿孔等。

髓腔预备与髓腔解剖的关系密不可分，术者必须掌握从髓角到根尖孔的三维立体结构。而X线片只提供了二维图像，要求术者考虑三维效果作为补充。通常，根管数量和解剖形态会影响髓腔预备。预备后的洞形要扩展到一定的区域，以便术者发现额外的根管，或适应较大的根管器械。

第三节　MTA 在牙髓根尖周病治疗中的应用

一、MTA 在牙髓切断术中的应用

（一）年轻恒牙

因外伤性或龋源性露髓而致牙髓坏死和根尖已经闭合的患牙可行常规根管治疗术。总的来说，这类牙齿的预后和永久保存率是极好的。然而，牙髓活力丧失和牙根未发育完成的患牙，其治疗较复杂且预后较差。因常规根管治疗术使用的惰性材料，如牙胶，不能诱导牙根继续发育成熟，所以不推荐作为根尖尚未闭合患牙的治疗材料。此外，牙髓活力丧失导致牙根停止发育，未发育完成的牙根结构脆弱，故较发育完成的牙根更易发生根折。牙根未发育完成可能导致冠根比例不足，在过度的运动下更易发生骨丢失和牙周炎症。因此，通常治疗更倾向于保存牙髓组织，从而促使牙根继续发育。该类治疗包括盖髓术、部分牙髓切断术、完整牙髓切断术和牙髓再生术。

根尖未发育完成的露髓牙应考虑行盖髓术和牙髓切断术。这些保守治疗失败后并不妨碍在同一例病例使用后续的治疗方法。对于外伤性露髓，盖髓术仅适用于露髓孔小且损伤在 24 小时内的病例，覆盖能使牙髓组织恢复的制剂，封闭露髓孔，从而抵御细菌的入侵。不能满足盖髓术条件的病例则可考虑行牙髓切断术。有研究表明，外伤性露髓通常只引起牙髓组织几毫米的炎性增生反应。

美国儿童牙科学会（AAPD）指南规定，龋源性露髓患牙行部分牙髓切断术时应切除暴露点以下 1~3 mm，以确保达到健康的牙髓组织。对于没有根髓病变的龋源性露髓患牙，应行部分或完整（切除所有的冠髓）牙髓切断术，以确保牙根继续发育至发育完成。

用于乳牙牙髓切断术的材料和药物也可用于恒牙。氢氧化钙作为传统材料被用来刺激恒牙牙本质桥的形成。然而，MTA 能带来更好的结果。与氢氧化钙相比，MTA 能诱导牙本质更早沉积，并且有更好的生物相容性和更小的组织细胞毒性。在狗和人类的体内研究结果均显示，与氢氧化钙相比，MTA 始终能呈现出更好的牙本质桥、更均匀和连续的牙本质及更少的牙髓炎症。

在部分牙髓切断术过程中，只切除确定已发炎的组织，并扩大切除约 2 mm。利用圆形金刚砂钻，在高速和充足的冷水冷却情况下，切除所有可能受累的牙髓组织。而挖匙和低速涡轮车针是禁用的，因为它们容易撕裂大片的牙髓组织并导致其挫伤和扭曲。用制备好的灭菌水或生理盐水清洗牙髓断面，以去除杂质并反复检查确保其干净。用次氯酸钠润湿的棉球置于创面并用额外的干棉球轻轻加压止血，30～60秒即可止血。如果持续出血，那么应加深切断面。建议牙髓断面不要吹过多的空气，因为过于干燥可能造成组织损伤。

一旦出血被控制，就用一层 MTA 覆盖于牙髓创面上。将混匀的 MTA 装入一个小型的银汞输送器。用银汞输送器慢慢将小量的 MTA 挤到创面上，不能挤出的 1～2 mm MTA 可用塑料工具将其去除。将 MTA 轻轻地放置于剩余的牙髓组织面，并用镊子夹湿棉球轻轻加压使其贴合到位。MTA 应该有 1.5～3.0 mm 厚度。然后将一薄层流体玻璃离子或复合树脂放置于 MTA 上面，这些材料应该完全覆盖住 MTA，并且尽量少接触周围的牙本质。然后选取不影响 MTA 性能的亲水性复合树脂酸蚀粘接修复患牙。放置的 MTA 所需的水分来自牙髓。

（二）有症状的牙

保守治疗是应用于活髓保存治疗的技术，包括盖髓术、部分牙髓切断术和完整牙髓切断术，但长期以来其在有症状恒牙的使用上是有争议的。

为了确保盖髓术和部分牙髓切断术有更佳的效果，可将次氯酸钠作为首选止血剂应用于无症状和有症状龋源性露髓的患牙。这种溶液用于活髓保存治疗止血时，具有抗菌作用，对牙髓细胞既没有毒性又不抑制其愈合。

部分或完整牙髓切断术可用于有症状的患牙，但其必须有活髓且没有化脓，而那些有窦道、肿胀或有明显牙髓坏死的病例除外。注射麻药后，用橡皮障将患牙隔离。用一大的碳化钨钻（6 号用于磨牙，4 号用于其他牙）在充足水喷雾下去除所有龋坏组织。建议用龋探测染色剂和光学放大镜确定龋损位置后，再预防性扩展去净龋坏组织。

大量出血的止血方法是用 1.25%～6.00% 的次氯酸钠清洗牙髓断面。通常次氯酸钠需与牙髓断面接触 10～15 分钟，并每隔 3～4 分钟替换一次才能控制出血。然而，如果部分牙髓切断术后一定时间内仍不能止血，则应考虑行完整牙髓切断术。用次氯酸钠止血时必须小心谨慎，避免过大负压造成剩余冠髓或根髓吸入溶液而致出血不止。如果选择完整牙髓切断术，那么可能要放置一大块 MTA 于牙髓断面处，然后用湿棉球将其压平并塑形成均一的层面。在完整牙髓切断术中，因为 MTA 的表面积较大，所以患牙的永久修复可能推迟到后期的预约复诊来完成。用无菌水润湿的棉球或定制和修剪的纱布完全覆盖住 MTA。与乳牙的治疗不同，恒牙治疗后在等 MTA 变硬的这段时间内，建议用 Cavie™ 或其他暂封材料进行暂封。

牙髓切断术后至少 6 小时，多则几天才能完成治疗。复诊时应将暂封材料和棉球或纱布去除并隔离患牙。对 MTA 进行检查，以确保其硬度和完全硬化。如果放置的 MTA 固化失败则应将其洗掉，将剩余牙髓组织切除到根管口并重复之前的治疗步骤。反之，确保放置的 MTA 完全硬固后，对患牙进行酸蚀和粘接，使用复合材料完成修复。假如上述的保守治疗失败，则可用更激进的牙髓治疗方法，如采用根尖诱导成形术或再生术重新治疗患牙。

二、MTA 在根尖周病治疗中的应用

MTA 是由硅酸三钙、铝酸三钙、氧化钙和硅酸盐氧化物等构成的化合物。MTA 在 1993 年首次被用作根尖充填材料，并被引入口腔专业。

（一）MTA 根尖封闭

大部分研究均证实了 MTA 被用作根尖充填材料的优势，同时也有很多文献报道了 MTA 在牙髓坏死的年轻恒牙治疗中的应用价值。MTA 是一种含有高度亲水颗粒的粉末制剂，将其置于潮湿环境中会形成胶样物质，最终形成坚硬的结构。MTA 比其他很多修复材料的微渗漏形成能力要低很多，比如银汞、中级修复材料、Super EBA 和传统的牙胶和封闭剂。除此之外，MTA 在有血液存在时依然能发挥这方面的优势。MTA 的初始 pH 值是 10.2，在 3 个小时及以后上升至 12.5。MTA 的高 pH 值与氢氧化钙类似，这可能是促进硬组织形成的重要因素之一。MTA 被用于牙髓坏死年轻恒牙根尖封闭的重要特性是，MTA 可以诱导患牙根尖区水门汀样硬组织的形成。因此，MTA 用于年轻恒牙根尖封闭有着独特的优势，可以简化繁杂的治疗过程。MTA 促进硬组织形成的特点使 MTA 成为具有生物性封闭潜能的修复材料。MTA 被用于年轻恒牙根尖封闭及根尖周病治疗的生物学特性，主要是源于 MTA 在根尖外科手术中做根尖倒充填的应用。

另外，与氢氧化钙相比，MTA 诱导形成硬组织量更大，炎症反应也较轻。氢氧化钙的使用与 MTA 挤压出根尖孔以及根管壁边缘以下的钙化屏障的形成紧密相关，氢氧化钙根管内封药一周可以提高 MTA 根尖封闭的边缘适合性。这一结果可能与氢氧化钙可以清除组织残余有关，从而使 MTA 对牙本质壁有更好的适应性。

（二）MTA 放置技术

根管系统清理结束后，一系列用于热牙胶垂直加压技术的充填器依次与根管系统相适合，最小的充填器应该与工作长度相差在 0.5 mm 以内，然后用市场上现有的输送装置将 MTA 放置在根管中段到根尖 1/3，再用一系列的充填器将 MTA 压实。充填器可以配合超声振动将 MTA 输送至根尖部位。除此之外，超声可以将 MTA 向根方压实。通常，我们并不能保证 MTA 不会被输送至根尖区以外的根尖周组织，因为一般这样的患牙都没有一个可以形成阻挡的根尖基质。根尖区 MTA 充填完成且达到工作长度，X 线检查结果确认后，多余的部分可以从冠方去除，根管中 1/3 段可以用无菌水荡洗。剩余的液体用无菌纸尖拭干。

MTA 的根尖充填必须保证 3～5 mm 的厚度，以达到最小微渗漏。剩余的根管部分用一种核心材料充填。充填紧邻根方的 MTA 材料，可以充填至根管冠方 1/3，以增加牙齿的抗折裂性能。最后，用树脂材料紧邻核心材料充填至根管冠方，冠方封闭。

第四节　激光在根尖周病治疗中的应用

一、激光在根尖手术中的应用

（一）概述

牙髓治疗的主要目的是清理和成形根管，清除感染源，然后三维严密充填以封闭整个根管系统，杜绝再感染的发生，并促进因根管系统感染造成的根尖周病变的愈合。

尽管根管治疗是一种成功率较高的治疗方法，但初次根管治疗后，仍有 14%～16% 的失败率。治疗失败主要归因于：根管遗漏、牙本质小管及根管系统的复杂不规则性导致的持续性根尖周感染、超出根尖孔的充填材料产生的异物反应，以及未经治疗的囊性病变。

然而，流行病学研究显示，根管充填后仍有 33%～60% 病例出现根尖周炎，这表明原发感染持续存在或发生了治疗后的再次感染。对于此类病例，除其他因素或获益 - 风险分析提示应采取根尖手术治疗外，创伤性最小的治疗方法是根管再治疗。

根尖手术通常作为保留经根管治疗后仍存在持续性根尖周感染患牙的最终治疗选择。自 20 世纪 90 年代初期显微根尖外科理论提出和新型根管充填材料引进后，显微根尖外科手术提高了治疗的成功率，但仍有很大的改进空间。为进一步改善预后，一般从以下三方面考虑改进：采用更先进的技术设备或器械、更新手术方法及选择更符合手术适应证的患者。但是，治疗方法的选择通常基于操作者的经验和技能，而不是依据循证医学的预后因素，后者是通过权衡预后因素以严格把握某种治疗方法的适应证，从而获得良好的预后。

根尖手术通常包括去除根尖区病变组织、截根、根尖周搔刮及根尖倒充填等步骤。在根尖周感染持续存在的情况下，通过根尖手术能够有效地清除定殖于根尖分歧或根管外的感染微生物，或去除引起根尖周持续性病变的根尖周异物，从而控制感染，保留患牙，提高治疗成功率。然而，在大多数情况下，由于微生物定植于整个根管系统，即使通过根尖手术进行根尖倒充填，根尖周病变仍有可能持续存在或复发。

随着根尖倒充填材料的发展和根尖倒预备超声器械的应用，根尖手术已成为一种被广为接受的治疗持续性根尖周感染的有效方法。另外，手术中根尖部组织的切除和根尖倒预备，已由过去的使用高速车针转变为超声或激光技术。

（二）激光应用于根尖切除术

1971 年，Weichman 等首次证明了激光光子用于牙髓治疗的可行性。此后，陆续出现了不同波长和功率的激光在根管消毒方面的相关研究，包括二氧化碳激光、Nd:YAG 激光（1 064 nm）、高能量半导体激光（810 nm）、Er:YAG 激光（2 940 nm）和 Nd:YAG 激光（1 340 nm），所有这些激光均表现出显著的杀菌效果。高能量激光在最佳参数设定下，既可以降低牙本质的渗透性，又能在无振动的情况下进行窝洞制备，还可以在根管预备的过程中辅助根管消毒。

在根管系统内使用高能量激光需要考虑的问题之一是其在与牙本质结构相互作用时，由光能转换为热能，从而提高牙根外表面及周围组织结构的温度。温度变化最严重的后果是可能损伤牙骨质层，导致牙根和牙周膜纤维的重吸收、牙齿固连、牙槽骨坏死和疼痛。这种热损伤的严重程度取决于热量的多少，以及作用的持续时间。根据 Eriksson 和 Albrektsson 的报道，根管外表面温度升高 10℃ 以上持续 1 分钟，即会导致牙周膜坏死和牙根外吸收。

针对不同激光特性的研究发现，Er:YAG 激光的波长能被牙体组织中的羟基磷灰石和水高度吸收，因此其适用于牙根切除和根尖切除术。也有研究发现，使用 Er:YAG 激光进行根尖倒预备明显比超声更快、更清洁，并且其所制备的倒预备窝洞的密封性与超声无显著差异。此外，临床研究显示，用 Er:YAG 激光进行根尖手术后，患者依从性高且预后好。

有研究表明，为了提高根尖外科手术的治疗成功率，可将 Er:YAG 激光（2 940 nm，脉冲模式）、Nd:YAG 激光（1 064 nm，脉冲模式）和 GaAlAs 激光（790 nm，连续波）三种激光联合应用。联合使用这三种激光，可以实现牙槽黏膜与皮质骨的切开、牙根的切除、牙本质断面的消毒及病理性组织的去除，并获得良好的预后。由于 Er:YAG 激光可被羟基磷灰石和水高度吸收，减少微生物数量，同时不会造成热损伤，因此可以作为根尖手术的首选激光。

一项针对 Er:YAG 激光或 Nd:YAG 激光照射牙本质表面后，牙本质表面成纤维细胞黏附影响的体外研究，分析了牙本质表面的形态及粗糙程度。激光照射用于根尖切除和倒预备时，可有效清除牙根表面的沾污层，造成牙本质表面形态和粗糙度的改变，这些都有利于牙周膜细胞在牙本质表面的黏附，从而提高根尖手术治疗的成功率。细胞黏附反应取决于牙根表面的粗糙度和表面形貌特征。当受损区周围细胞增殖并向损伤部位迁移时，牙本质根尖横截面的质量可能会影响牙周膜细胞的定向排列和组织修复。激光照射会导致牙齿硬组织表面产生不同质地和形态的变化，形成与牙周细胞具有更好生物相容性的表面。用 Er:YAG 激光切割牙本质表面，同时使用或不使用 Nd:YAG 激光照射，与使用钻切割牙本质表面相比，其对最初黏附的细胞产生的影响明显不同。形态学分析和粗糙度测量显示，与未进行激光照射或 Nd:YAG 激光照射相比，Er:YAG 激光照射后的牙根截面更粗糙。且在所有的实验分组中，经 Er:YAG 激光照射 12 小时和 24 小时后，诱导的成纤维细胞对牙本质表面的黏附效果最佳。

二、激光在牙髓治疗中的应用

随着新的根管预备器械的使用及显微技术的进步，牙髓病治疗获得了很大的发展，同时牙髓病学领域仍在一直寻求多元化的治疗方法。高能量和低能量激光的基础研究及临床应用较大地提高了牙髓治疗的成功率。

（一）牙本质渗透性

随着可进入根管系统的精细规格光纤（100 μm，200 μm 和 300 μm）的发展，Nd:YAG 激光器越来越多地应用于牙髓治疗中。这种激光的波长（1 064 nm）很难被无色素牙体软、硬组织吸收。使用这种激光照射，一方面可有效减少根管内的病原微生物，另一方面通过熔融牙本质，可促进牙本质小管封闭，且此效果在根尖区更为明显。

Er:YAG 激光（2 940 nm）和 Er,Cr:YSGG 激光（2 790 nm）的波长与水分子的共振频率相匹配，因此能被富含水分的组织高度吸收。在红外线波长范围内被水高度吸收并诱发水分子发生微爆破，这是造成靶组织爆裂性去除的原因。因此，可以用这些激光照射牙本质，清除牙本质壁上的羟基磷灰石和沾污层，从而达到清理牙本质小管并增加牙本质对管腔内的药物及化学溶液的渗透性的目的。与无激光照射的根管冲洗相比，用 Er:YAG 激光照射后根尖区的药物渗透深度可增加 29%。

（二）根管系统中微生物的清除

牙髓治疗失败通常归因于根管系统或牙本质小管中活性微生物的持续存在。鉴于治疗过程中根管内杀菌作用的局限性，激光照射已被认可作为一种辅助治疗，以便更好地清除根管系统中的病原微生物。

已有研究表明，使用高能量激光辅助照射能有效消除根管内的微生物菌群。与 Nd:YAG 激光、Er:YAG 激光及 Er,Cr:YSGG 激光在牙髓治疗中的杀菌效果相比，半导体激光具有更好的性能和更高的功效，以及更低的成本效益比。然而，随着牙本质厚度的增加，激光辅助照射清除根管内细菌的效率随之降低，因此，需要更高功率的激光以发挥杀菌作用。

（三）髓室底的治疗

乳磨牙中根分叉区副根管的发生率很高，因此牙髓组织炎症与牙根间骨组织、牙周组织之间发生交叉感染的风险很高。由于 Er:YAG 激光可以去除沾污层，使得牙本质小管开口暴露，无法降低 0.5% 的亚甲基蓝在乳磨牙根分叉区的渗透率，因此将 Er:YAG 激光与氰基丙烯酸酯联合应用，可以明显降低牙本质的渗透性，减少交叉感染的风险。这是维持该区域高效消毒效果的一个非常有效的方法。

第五节　手术显微镜技术

一、手术显微镜的特点

手术显微镜由于其光学放大与照明的作用特点，已从根本上改变了根管治疗的操作方式，术者已能够清晰地在有限的操作视野下完全掌控器械，并对术区的解剖环境有着直观的了解，这些都直接影响到牙髓根尖周病治疗的预后。

（一）放大

在明亮的聚焦灯下，手术显微镜将手术区域放大 4～31 倍，一个好处是术者能够了解根尖结构的每一个方面，并能更为精确地施行手术；另一个好处是，放大后手术去除的骨组织更少，能更少地破坏健康骨组织而获得达到根尖的手术通路，患者的术后反应更小，骨组织和软组织的愈合更快。

手术显微镜是在低到中度放大倍数时，比较容易使用。最有用的放大范围在 3～30 倍。低倍放大（3～8 倍）产生较大的视野和高焦点深度；中等程度的移动，也将会保持焦点部位的清晰。因而这个范围对手术部位的定位和器械尖端的调准是非常有用的。中倍放大（10～16 倍）提供重度焦点深度。在牙髓治疗中，这是"工作"放大倍数；这个倍数为所有的显微手术治疗和中等深度的术区提供了理想的放大视野，轻微的移动也能保持焦点区域的清晰。高倍放大（20～30 倍）只用于观察细微结构，如根切面。在这种放大倍数下，浅的、轻微的移动，视野就会移出焦点以外。

（二）照明

手术显微镜配备纤维光学照明系统，在良好照明和放大的条件下根切，容易揭示解剖结构的详情，如峡部、根管的鳍部、微裂、侧支根管等。结合显微镜，应用超声波器械进行保守性的轴向根尖倒预备，并进行精确的倒充填，这些操作均与牙髓手术的机械和生物学原理相适应。

手术显微镜的照明系统分为内照明和外照明。内照明的照明光束由手术显微镜本体内射出，由安置在手术显微镜横臂内的冷光源、光缆及部分光学元件组成，适合小孔手术的深部照明。外照明常用于某些特殊的需要或进行辅助照明，它的照明系统安装在手术显微镜本体上，照明光束倾斜照向手术部位。为了使物体面具有足够的照明度，光源大多采用卤素灯或将光导纤维引入显微镜中，并通过物镜射向术野。许多高级手术显微镜常同时配备内、外照明 2 套系统。

手术显微镜采用冷光源，这种光源有足够大的物面照度，且光中没有红外光成分，因此热量小，对手术区域影响小，故称为冷光源。为了减轻照明系统的重量，冷光源常安装在手术显微镜的立柱或横臂内，由光导纤维将光线引至物镜处。

二、显微根管治疗与传统根管治疗结合的优势

现代手术显微镜引入根管治疗的操作过程中，极大地方便了对牙髓根尖周病的治疗，只有充分了解显微镜下操作在治疗中的优势并将其充分利用，才能与传统根管治疗相结合而互相取长补短，获得最佳的治疗结果。

（一）寻找根管口

根管治疗失败的原因是多方面的，遗漏根管是一个重要因素。造成根管遗漏的主要原因有根管上段钙化、根管口异位或髓腔入口过小。临床上最常发生遗漏的是上颌磨牙的近颊根腭侧第二根管（MB2）或第三根管，上颌双尖牙的近颊或远颊根管，下颌切牙舌侧根管，下颌双尖牙第二或第三根管，下颌磨牙的第三近中根管以及第二或第三远中根管。对遗漏根管的处理，首选非手术根管再处理，因为非手术方法能对整个根管系统进行彻底的清理、成形和充填。

在遗漏根管的处理中，常用的显微治疗器械有长颈球钻、压电超声工作尖、牙髓探针（DG-16）和显微 K 型根管锉（简称 K 锉）。采用的方法有以下几种。

1. 透照法

光导纤维透照法是寻找遗漏根管的常用方法。使用透照法时，宜将手术显微镜的光源关闭，然后用光导纤维从不同角度照射患牙，通过颜色和透光度的细微差别，在显微镜下辨认根管。

2. 染色法

亚甲蓝等染色剂的使用有助于显微镜下遗漏根管的寻找。操作时先用染色剂冲洗患牙，再用水冲洗髓腔以去除染色剂，干燥后在显微镜下检查有无着色的部位。在多数情况下，根管口、管间峡区等结构会着色。

3. 沟槽法

沟槽法常用于寻找上颌磨牙的 MB2 根管。选择一支大小合适的压电超声工作尖，自 MB 根管向腭侧略偏近中的方向切割髓室底制备一条浅沟，然后用三用枪向术区吹气，显微镜下沟底的牙髓组织将呈白色，这条白线可引导操作者寻找 MB2 根管。MB2 根管还常被近中壁牙本质悬突阻碍，采用压电超声工作尖去除牙本质悬突，不仅能制备直的髓腔入口，还有利于 MB2 根管的定位。磨牙髓室底的发育沟也与根管口位置密切相关，开髓时应尽量保留髓室底的自然形态。

4. 发泡试验

次氯酸钠与牙髓组织接触后会产生气泡，对诊断遗漏和隐蔽根管有一定帮助。将 1 滴次氯酸钠滴在根管遗漏的可疑区域，显微镜置于高倍放大，观察气泡初起的位置，以确定根管口。

根管口的定位主要根据髓室底形态、钙化组织与正常牙本质颜色的细微差别、钙化根管内可能残留少量牙髓组织等特点进行判断，这些特点，尤其是牙本质颜色的变化在肉眼下往往难以辨别，而手术显微镜能提供充足的光源和良好的放大效果，使术者能准确地观察牙本质颜色的改变，判断是否存在髓石、牙本质碎屑等。对于髓室有钙化的患牙，采用超声器械去除钙化物后，借助超声水流去除牙本质碎屑，有利于根管口的定位。

（二）钙化堵塞根管

根管钙化不通是牙髓根尖周病临床治疗中的难题，常因根管难以疏通而无法治疗。这类病例通常采用超声器械处理，但超声器械在疏通钙化组织时因根管方向难以判断，易造成侧穿等并发症，导致治疗失败。牙科手术显微镜可提供良好的光源及放大效果，使术者能准确地判断钙化组织及根管走向，提高治疗的成功率。

常规开髓、揭髓室顶，制备直的髓腔入口，尽量保留髓室底的自然形态，2.5% 次氯酸钠溶液冲洗髓腔，在手术显微镜下根据髓室底形态、牙本质色泽的差异等判断根管口的位置。

1. 根管口及上段钙化患牙的治疗

第一，在手术显微镜下采用压电超声工作尖沿牙体长轴方向去除根管口处或根管上段钙化组织。

第二，压电超声工作尖在操作中交替使用无水和有水模式。

第三，8 号或 10 号 K 锉配合乙二胺四乙酸（EDTA）使用，探查并判断根管走向，逐步深入至根管全长。

2. 根管下段钙化患牙的治疗

第一，08 号或 10 号 K 锉探查根管，确定钙化位置。

第二，将钙化部位以上的根管采用超声根管锉扩大，操作中避免向根尖方向加压，以免形成台阶。

第三，对于根管内颜色较深的牙体组织或残髓组织，采用小号 K 锉探查；若根管锉无法进入，以超声锉逐步清除钙化组织，并沿根管方向轻轻地上下移动，幅度约 1 mm，逐渐向根方深入到中段。

第四，在手术显微镜下观察根管内牙体组织的颜色变化，用 K 锉配合 EDTA 探查，反复疏通直至根尖。必要时插针拍摄 X 线片判断根管的走向和长度。

出现下述情况时应停止治疗：①手术显微镜下无法区分根管壁与钙化组织的差异，继续用超声器械可能偏离根管走向。②器械未达到根尖部时出现根管内渗血、探痛，插针拍摄 X 线片显示发生了根管壁侧穿。发生侧穿及根管再通失败的患牙，如果能控制感染，无临床症状，向患者说明预后，患者同意后继续完成已疏通部位的根管预备和充填；若出现难以控制的根尖周或根尖感染，应另行根尖手术或拔除患牙。

钙化堵塞根管是根管治疗的难点，多见于老年患者、外伤、磨耗或大面积龋坏未及时治疗的患牙，与增龄性变化及长期外界刺激使继发性或修复性牙本质产生等因素有关。既往曾行塑化治疗或根管治疗的患牙，因可能存在原充填材料堵塞根管、根管内台阶等因素，与根管自身钙化不易区分。钙化堵塞根管的处理常采用超声器械疏通根管，超声技术比手动器械处理省时、省力，多数情况下较为有效，但存在一定的局限性，即在没有使用手术显微镜的情况下，如果凭经验和手感进行处理，根管走向不易判断，在打通根管时易偏离根管走向，尤其是在弯曲根管中，易造成根管偏移、侧穿等并发症，导致治疗失败，根管弯曲度越大，越容易产生并发症。几乎所有的根管都具有一定的弯曲度，X 线片只能看到近远中向的弯曲，当根管向颊舌向或其他方向弯曲时，X 线片无法完全显示。因而，应用超声技术处理看似 X 线片中直的根管时，可能会造成不良后果。

前牙治疗成功率高与前牙根管解剖结构简单、操作视野好等有关，后牙根管系统复杂，且操作难度较大，成功率低于前牙。根管口及根管上段再通成功率高于根管下段，也与操作视野好等因素有关。

在熟悉髓腔及根管解剖形态的基础上，制备直的髓腔入口，可提供良好的视野和操作空间。确定根管口位置后，视钙化程度及部位采取相应措施：若钙化位于根管口，可用超声器械去除根管口钙化物、髓石等；若钙化位于根管上段，先根据 X 线片和插入的小号锉判断根管方向，再用超声器械沿根管方向小心疏通上段，逐渐向根方深入，并随时插针判断根管走向；在根管弯曲处或下段，由于光线的减弱，常无法区分正常牙本质和钙化组织，根管走向不易判断，而根管弯曲多位于根尖 1/3，因此，对根管下段钙化的患牙，不宜用超声器械强行打通，否则极易发生根管侧穿等并发症。另外，采用超声器械疏通根管时，结合无水模式和有水模式，无水时视野较好，但产热量大，易发生器械分离；有水时，水流严重妨碍视线，需反复吹干或吸干根管，操作较为烦琐，但流水可迅速冷却器械，不易发生断裂，结合两种方法可以优势互补。

在处理钙化根管的过程中，需结合小号手用根管锉和阳离子螯合剂 EDTA 的使用，超声器械虽然可以有效去除钙化物，但无法确定是否找到根管的原有通路，小号手用锉可以随时探查根管走向，确定是否能进入根管深部，配合使用 EDTA，有利于钙化根管的定位及扩大。尤其在视野较差的根管下段，往往需要采用小号锉结合 EDTA 反复探查并逐步疏通根管。钙化根管在用小号锉疏通后仍十分狭窄，若直接以机用器械预备则较困难，易将锉尖卡在狭窄的根管内，造成器械扭曲分离，因此，在钙化根管疏通成功后，先采用手用锉将根管扩大到 15 号，再应用其他根管预备器械疏通、清理根管，能有效减少器械分离等并发症的发生。

采用牙科手术显微镜配合超声技术处理钙化堵塞根管时，前牙及上段钙化的根管成功率较高，而在根管弯曲处及下段不推荐使用，以避免发生侧穿等并发症。

（三）器械分离

根管预备过程中器械分离的发生率在 2.09% ~ 2.61%，分离器械的类型包括根管锉、糊剂输送器、G 钻、拔髓针、光滑髓针、冲洗针头。传统的处理方法预见性较低，发生根管侧穿的概率高。随着显微镜、超声器械和显微套管技术的出现，分离器械取出的成功率大大提高，显微超声技术已成为处理根管内分离器械的主要方法。

1. 治疗前准备

在开始治疗前，仔细阅读术前 X 线片，了解根管形态、根管壁厚度、器械在根管内分离的位置、断针的长度，以及牙根表面有无凹陷及其深度。结合治疗病史，了解分离器械的类型，如 K 锉、H 锉、镍钛根管锉等。

2. 显微超声技术

（1）暴露器械断端

手术显微镜下清理髓腔和分离器械冠方的根管，适当扩大冠方根管，形成由根管口至分离器械的近直线入口。

（2）制备平台

超声工作尖围绕分离器械顶端磨除少许牙本质，形成与断针顶端大致平齐的平台；也可将 G 钻的导向尖端连同部分刃部磨去，切削根管上、中段直达分离器械的顶端，制备平台。G 钻的选择以其刃部的最大直径略大于分离物顶端为宜。

（3）游离分离器械上部

选择一支合适的压电超声工作尖，环绕分离物以逆时针的方式（反螺纹设计的分离器械除外）逐步去除四周的牙本质，直至分离器械上部的数毫米游离。

（4）松动和取出分离器械

压电超声工作尖在暴露分离器械的同时，分离物受超声震动，多会逐渐松动，并自根管内弹出。若分离器械松动但滞留于根管内，可用超声锉结合超声冲洗将其从根管内去除。

3. 显微套管技术

对于显微超声技术不能成功取出的根管内分离器械，可尝试显微套管技术。由于镍钛断针受超声器械的作用，易在根管内发生再次断裂，所以较适用于显微套管技术。显微套管系统（IRS）由大小不同的显微套管和内芯组成，显微套管的末端呈 45° 斜面且有一开窗，适用于去除位于根管深处的断针。

在使用 IRS 之前，先要建立分离器械的直线入口，暴露分离物的顶端，然后用压电超声工作尖游离断针上部 2 ~ 3 mm 或暴露断针全长的 1/3，选择大小适宜的显微套管，将内芯插入套管内接触到分离物后，按逆时针方向拧紧，由于受到内芯的挤压，断针的顶端向套管开窗处移位，内芯与断针紧密结合在一起，将套管和内芯一起自根管内抽出或沿断针螺纹的反方向转动，就能取出分离器械。

器械分离的位置是影响治疗成功率和治疗时间的显著因素。无论何种类型的分离器械，位于弯曲根方的取出成功率明显低于位于根管弯曲冠方和根管弯曲处的分离器械，且耗时增加；就器械取出后根管形态的改变而言，根管弯曲根方的分离物取出后造成的牙本质切削和根管偏移显著高于其他两种情况。器械分离的部位与其在根管显微镜下的可视度密切相关。能否充分暴露分离器械、使操作者清晰观察整个治疗进程，是显微根管治疗成功的先决条件。原则上只要分离器械全长的1/3能充分暴露分离器械，就能取出分离物。因此，分离于根管弯曲冠方的器械取出的成功率较高；位于根管弯曲处的分离器械，若能建立直达分离物顶端的直线入口，也有可能将分离物取出；如果分离器械完全位于根管弯曲的根方，且难以安全建立直达器械顶端的直线入口，则难以通过非手术方法去除分离物，这些患牙如有临床症状或异常体征，应进行手术治疗。

根管内分离器械的材料是影响治疗成功率的又一重要因素。显微超声技术处理分离镍钛机动根管锉的成功率为66.67%，而不锈钢根管锉取出的成功率为87.5%。与不锈钢分离器械相比，镍钛机动器械的锥度大，器械断端与根管壁接触面积大，断针紧嵌于根管壁中，游离分离器械上段需要切削更多的牙本质，导致治疗难度增大。此外，在超声处理的过程中镍钛分离器械易发生再次断裂，使分离物不能一次完整取出，遗留在根尖深处的断端常因视野不清，可能导致牙体组织过度切削而放弃取出。影响根管内分离器械取出的其他因素还包括根管的直径、长度和弯曲度、牙根形态、根管壁的厚度等。因此，了解器械进入根管的旋转方向（顺时针或逆时针）对分离器械的取出也有一定帮助。

（四）穿孔修补

穿孔是一种严重的并发症。绝大多数穿孔是医源性的，少数情况下是由牙内吸收或外吸收所致。穿孔造成髓腔和根管系统与根周组织间的异常交通，对牙周组织的破坏性极大，尤其是牙槽嵴水平或下方的穿孔。

修补穿孔最关键的步骤是控制局部出血和放置修补材料。屏障材料既能起到止血剂的作用，又可为修补材料的放置和加压提供支撑。屏障材料总体上分为可吸收性和不可吸收性两类，常用的屏障材料有胶原、硫酸钙和MTA，其选择主要视修复材料而定。胶原屏障常与银汞合金、Super EBA以及其他非粘结性的修复材料合用。硫酸钙硬固时间较短，固化后可对局部进行冲洗和表面处理，创造适于湿性粘结修复的根管内环境。MTA的生物相容性好，操作敏感性低，在穿孔修补中，既可作为根管充填材料，对穿孔及其邻近根管一并进行充填；亦可用MTA作为屏障，硬固后在其上充填其他材料。

修复材料的选择对穿孔修补的成功率影响极大。常用的穿孔修补材料有Super EBA、复合粘结材料、磷酸钙、MTA 和银汞合金。其中 MTA 的使用日益广泛，而银汞合金的使用频率则有减少的趋势。临床操作中，具体选择何种修复材料，主要根据术区入口、根管是否干燥以及美观需求而定。修补方法如下。

1. 对根管上 1/3、髓室底和根分叉穿孔的修补

新鲜的机械性穿孔，局部尚未受到污染，如果能控制出血，可即刻进行修补。如果是慢性穿孔，修补前先在显微镜下用超声工作尖对局部进行清洁和预备，再用硫酸钙作为屏障，复合粘结材料或 MTA 进行修补。如果局部出血或渗出少，可直接用 MTA 修补。

2. 对根管中 1/3 穿孔的修补

根管中 1/3 的医源性穿孔多为椭圆形，缺损面积较大。在多根牙，如果穿孔发生于根分叉侧，则称为带状侧穿。处理这类穿孔，术区的可视度非常重要，因此，操作者要尽量建立穿孔冠方的直线入口。根管过度预备造成的穿孔往往未受到污染，可直接进行修补；而长期的穿孔则需用超声器械清理和修整穿孔后再行修补。根中 1/3 的小穿孔，如果能控制出血并保持根管的干燥，仅做三维根管充填即可。如果穿孔较大且渗出较多，或者根管不能干燥，应将根管适度扩大，然后用止血剂或屏障材料控制局部的出血或渗出后修补穿孔，最后完成根管充填。对于入口较差、视野欠佳并且难以干燥的根管，可在根管扩大后用 MTA 充填根管。

3. 对根尖 1/3 穿孔的修补

根尖 1/3 的穿孔多由于根管清理和成形的操作不当所致，因此，根尖穿孔的患牙常伴有根管堵塞和台阶，使根管再处理的难度增加。临床治疗中非手术修补是主要的处理方法，MTA 是最佳的修补材料。处理这类患牙，首先尝试通畅根管的根尖部分并适当扩大，然后用 MTA 充填根管。当 MTA 初步硬固后，拍摄 X 线片，检查 MTA 修补的情况。

由于材料、器械和技术的发展，尤其是近年来牙科手术显微镜、压电超声工作尖、专用显微器械以及 MTA 在非手术牙髓治疗中的应用，根管治疗和根管再处理的可预见性大大增强。某些曾经需要手术治疗的患牙，也可通过显微根管再处理而得到妥善治疗。

（五）探查裂纹

尽管对 X 线片仔细评估，并对患者进行完整的临床检查及仔细的询问，但有时候据此作出确切的诊断还是较为困难。通常，手术探查能对确切的诊断提供一些此前缺失的信息，术者通过手术探查的方式，对一些问题采取合理的"猜测"。手术探查前，术者应该针对可能出现的情况做出适当的预案，在翻瓣后，术者应该根据实际情况，准备好应对任何一种需要解决的问题。术中出现牙根裂纹时，术者应该决定该牙施行牙根切除、半切，或者拔除牙齿。

在手术探查前，术者可通过画患牙示意图或患者的 X 线片来向患者解释手术的复杂性及术中、术后可能出现的情况，通过有效的沟通让患者能够接受相应的治疗。

参考文献

[1] 白荣 . 实用口腔疾病诊断与护理 [M]. 北京：科学技术文献出版社，2020.

[2] 陈蕾，王莹莹 . 恒前牙外伤水平根折的序列治疗及预后评估影响因素 [J]. 口腔疾病防治，2022，30（5）：305–313.

[3] 陈滢 . 上前牙龋病及外伤的牙髓治疗 [D]. 福州：福建医科大学，2021.

[4] 陈智，张露 . 基于龋风险评估的龋病治疗计划 [J]. 中华口腔医学杂志，2021，56（1）：45–50.

[5] 戴晓枫 . 分析延期充填法治疗深龋的临床疗效 [J]. 医学食疗与健康，2021，19（6）：223–224.

[6] 丁虹 . 医疗卫生技术员 [M]. 郑州：中原农民出版社，2020.

[7] 董潇，曲行舟 .Nd：YAP 激光联合牙髓血运重建术治疗年轻恒牙合并根尖周炎的疗效 [J]. 中国激光医学杂志，2021，30（4）：192–197.

[8] 范海燕 . 氢氧化钙糊剂在根管治疗术中对牙髓病伴根尖周病患者的疗效观察 [J]. 现代医学与健康研究电子杂志，2022，6（11）：41–44.

[9] 冯海兰 . 先天性牙齿缺失的临床诊断和序列治疗 [M]. 北京：人民卫生出版社，2021.

[10] 耿春芳 . 实用口腔科疾病治疗进展（精装本）[M]. 长春：吉林科学技术出版社，2018.

[11] 耿宇峰 . 实用牙体牙髓病临床诊疗精要 [M]. 天津：天津科学技术出版社，2020.

[12] 侯本祥 . 手术显微镜在牙髓病和根尖周病诊疗中的作用 [J]. 中华口腔医学杂志，2018，53（6）：386–391.

[13] 姜葳，梁景平 . 牙髓根尖周病的诊断技术进展概述 [J]. 中华口腔医学杂志，2022，57（3）：227–232.

[14] 李静 .ETV2 过表达调控人牙髓干细胞成骨及成血管分化的研究 [D]. 济南：山东大学，2021.

[15] 商文芝 . 研究牙体牙髓病的病因及护理要点 [J]. 智慧健康，2018，4（1）：141–142.

[16] 唐荣冰，葛微，王静，等 . 四段式离体牙辨别法在牙体形态教学实践中的应用研究 [J]. 中国高等医学教育，2022，3：119–120.

[17] 王捍国，余擎 . 牙外伤的诊断和治疗计划 [J]. 中华口腔医学杂志，2020，55（05）：309–315.

[18] 王利志 . 比较两种盖髓剂（MTA、氢氧化钙）在年轻恒前牙冠折活髓切断术的应用效果 [J]. 健康必读，2019，19：88.

[19] 谢晓华 . 牙体组织发育的基础研究 [M]. 北京：科学出版社，2019.

[20] 徐翠蓉 . 现代口腔技术与治疗 [M]. 天津：天津科学技术出版社，2020.

[21] 徐国权 . 口腔临床技术与临床实践 [M]. 长春：吉林科学技术出版社，2018.

[22] 颜渊，石昕，王静雪，等 . 根管治疗在牙体牙髓病治疗中的临床应用研究 [J]. 医学食疗与健康，2022，20（1）：97–99.

[23] 杨蒙江 .ProTaper Next 镍钛预备系统在根管再治疗中的应用研究 [D]. 西安：中国人民解放军空军军医大学，2018.

[24] 岳林，董艳梅 . 临床龋病学（口腔长学制教材）[M]. 第 3 版 . 北京：北京大学医学出版社，2021.

[25] 周百铭 . 实用牙体牙髓病临床实践 [M]. 天津：天津科学技术出版社，2020.